NOTES

D'OBSTÉTRIQUE

PAR

LE DOCTEUR PAUL BAR

Accoucheur de l'hôpital Tenon.

PARIS

ASSELIN ET HOUZEAU

LIBRAIRES DE LA FACULTÉ DE MÉDECINE

et de la Société centrale de médecine vétérinaire

PLACE DE L'ÉCOLE-DE-MÉDECINE

—

1889

NOTES

D'OBSTÉTRIQUE

DU MÊME AUTEUR

I. — Effacement du col pendant la grossesse. (*Société anatomique*, 1879.)

II. — Tracés pour servir à l'histoire clinique de l'attaque d'éclampsie. (*Annales de Gynécologie*, 1880, t. XIV, p. 115.)

III. — Recherches pour servir à l'histoire de l'hydramnios. — Pathogénie. (*Prix de thèse*, médaille d'argent, 1881.)

IV. — Observations pour servir à l'histoire de l'évolution des tumeurs pendant la grossesse. (*Annales de Gynécologie*, août 1881.)

V. — Note sur un cas d'amputation congénitale. (*Annales de Gynécologie*, janvier 1882.)

VI. — Dans l'hydramnios faut-il songer à l'existence probable d'un monstre, plus particulièrement à un fœtus monstrueux par hydropisie de la cavité cérébro-spinale. (*Archives de Tocologie*, septembre 1882.)

VII. — Des méthodes antiseptiques en obstétrique. (*Thèse d'agrégation*, 1883.) The principles of antiseptic methods applied to obstetric practice. (*Traduction anglaise*, par le Dʳ Henry D. Fry. Philadelphie, 1887.)

VIII. — Le basiotribe Tarnier, son mode d'emploi, les résultats qu'il permet d'obtenir. (*Progrès médical*, décembre 1884.) Traduction anglaise. *New-York méd. abstr.*, janvier 1885.

IX. — Du cancer utérin pendant la grossesse et l'accouchement. (*Thèse d'agrégation*, 1886.)

X. — *Recherches expérimentales et cliniques pour servir à l'histoire de l'Embryotomie céphalique* (1889).

XI. — *Traité de Gynécologie opératoire avec l'exposé des procédés d'exploration en Gynécologie*, par Hegar et Kaltenbach. — Traduction française (avec une préface de M. le professeur Tarnier). Paris, 1885.

ÉVREUX, IMPRIMERIE DE CHARLES HÉRISSEY

NOTES

D'OBSTÉTRIQUE

PAR

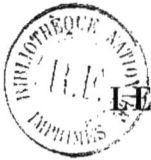

LE DOCTEUR PAUL BAR

Accoucheur de l'hôpital Tenon.

———————

PARIS

ASSELIN ET HOUZEAU

LIBRAIRES DE LA FACULTÉ DE MÉDECINE

et de la Société centrale de médecine vétérinaire

PLACE DE L'ÉCOLE-DE-MÉDECINE

—

1889

I

A PROPOS D'UN CAS D'ÉCLAMPSIE TRAITÉ AVEC SUCCÈS
PAR LES BAINS PROLONGÉS[1]

Depuis que la doctrine de l'intoxication par les matières
excrémentitielles a été adoptée pour expliquer la genèse de
l'éclampsie puerpérale, tous les procédés de traitement qui
avaient pour but l'élimination du poison accumulé dans le
sang, devaient être considérés comme rationnels.

Il était naturel de provoquer cette élimination en activant
la fonction des glandes sudoripares, puisque la sueur contient
à l'état normal une certaine quantité d'urée, et que, contrairement à ce qui existe pour les autres sécrétions, elle serait
d'autant plus riche en substances excrémentitielles qu'elle
serait sécrétée en plus grande abondance (Albert Robin).

On a, il y a quelques années, cru trouver dans l'emploi de
la pilocarpine un procédé qui permettrait d'utiliser sérieuse-
ment les glandes sudoripares comme agent d'élimination des
matières excrémentitielles.

Malheureusement, les faits publiés par Fr. Barker (*Medical
Record*, 1er mars 1859) ont ruiné les espérances, qu'après
Bidder, Fehling et Massmann, on avait pensé pouvoir fon-
der sur l'emploi de ce médicament.

Il ne fallait pas cependant identifier le traitement diaphorétique de l'éclampsie avec le traitement par la pilocarpine.

[1] *Annales de Gynécologie*, 1885.

1

Bien avant les tentatives de Massmann, de Fehling et de Bidder, on avait tenté de guérir l'éclampsie, en provoquant une diaphorèse très abondante.

A cet effet, Jacquet[1], suivi bientôt par Porter[2], recommandait d'agir de la façon suivante. Après avoir étalé sur un lit une épaisse couverture de laine, on plaçait au-dessus d'elle un drap trempé dans l'eau à la température de 18° Réaumur. On roulait dans ce drap la malade, débarrassée de tout vêtement, et on enveloppait le tout dans la couverture de laine. Au bout d'une heure, la diaphorèse devenait très abondante. Bien que ce procédé semblât très rationnel et ait été considéré comme tel par tous les accoucheurs, il ne semble pas avoir reçu un bien chaleureux accueil, car si Schrœder[3] le recommande, Spiegelberg[4] estime qu'il ne pourra guère être mis utilement en pratique que pendant le coma, et ces auteurs ne fournissent à l'appui de leur opinion aucun document personnel.

Un assistant du professeur Gustave Braun à Vienne, le Dr Breus, a récemment publié deux mémoires[5] pour attirer de nouveau l'attention sur les bons résultats obtenus par l'usage des bains chauds dans le traitement de l'éclampsie. Par ce procédé, cet auteur se proposait, comme ceux que nous avons cités plus haut, d'activer la diaphorèse, et il déclare y avoir eu recours pour prévenir l'éclampsie chez certaines femmes enceintes albuminuriques, atteintes d'anasarque.

Quelle que soit la valeur des idées théoriques auxquelles a obéi Carl Breus, on doit s'étonner que dans aucune de ses observations, cet auteur ne fasse allusion au degré d'activité des reins. Toutefois si l'interprétation que Carl Breus a cru pouvoir tirer des faits observés par lui peut être contes-

---

[1] Jacquet. Berl. *Beitrage zur Geb. un Gyn.*, t. I, p. 100.

[2] Porter. *Am. Journ. of med. sciences*, juillet 1873.

[3] Lehrbuch. 1877, p. 694.

[4] Spiegelberg. Lehrbuch, p. 566.

[5] Breus. *Zur Therapie der puerperalen Eclampsie*, t. XIX, p. 219, et même recueil, t. XXI, p. 142, *Zur diaphoretischen Behandlung der puerperalen Eklampsie mit heissen Badern.*

table, on doit retenir les heureux résultats qu'il a obtenus par sa méthode, puisque sur 17 cas il y a eu 15 guérisons. Une des deux malades qui moururent succomba à une péritonite septique. En somme, sur 17 cas, il n'y aurait qu'un seul décès imputable à l'éclampsie, proportion qui est de beaucoup inférieure à celle obtenue par les autres modes de traitement.

Dans le cas d'éclampsie, dont la relation fait le sujet de cette note que je publie à titre de simple document, j'ai prescrit l'usage des bains prolongés; mais en me proposant un but bien différent de celui que poursuivaient les auteurs que je viens de citer. L'expérience montrera s'il y a eu simplement coïncidence entre l'amélioration survenue dans l'état de la malade et l'emploi des bains.

La nommée A... avait, durant la journée du 11 février 1885, eu 18 accès d'éclampsie; elle était accouchée le 13 février, mais restait plongée dans le coma.

Le 14 février, à l'heure où je la vis, la température axillaire était de 39°,8; l'anasarque, qu'on avait vu se développer rapidement dans la journée du 12, n'avait pas sensiblement diminué. Le coma était profond; la respiration stertoreuse était encore rendue plus pénible par les mucosités qui encombraient les bronches. L'air expiré exhalait une odeur ammoniacale très accentuée; à peine pouvait-on, par le cathétérisme, extraire de la vessie quelques gouttes d'urine, l'anurie étant presque absolue.

En un mot, cette femme mourait comme meurent les urémiques quand l'anurie persiste, pendant cette période de coma et de fièvre qui suit les accès éclamptiques.

Je pensai qu'avant tout il fallait provoquer la sécrétion urinaire, et songeant aux bons résultats obtenus avec les bains dans les cas d'anurie succédant aux coliques néphrétiques, je prescrivis de placer la malade dans un bain à la température de 33° au maximum, et de prolonger ce bain au moins pendant une heure.

Retirée du bain, la femme était enveloppée dans une couverture de laine.

Sans vouloir faire aucune théorie sur l'influence exercée par les bains sur la fonction urinaire, je dirai seulement quel a été le résultat obtenu.

Durant les journées des 12 et 13 février, l'anurie est presque absolue.

Le 14 février, à onze heures et demie, on place la malade dans un bain à 33° centigrades.

Elle reste une heure dans le bain.

Deux heures après la sortie du bain, on la sonde, et on retire 200 grammes d'urine.

Pendant le reste de la journée, l'anurie continue; à neuf heures du soir, on pratique le cathétérisme; il n'y a rien dans la vessie; on place la malade pendant une heure dans un bain à 33°. Deux heures après la sortie du bain, il y a dans la vessie 150 grammes d'urine.

Le 15 février au matin, il n'y a rien dans la vessie, et la malade n'a pas uriné depuis le cathétérisme de la veille. Je prescris un troisième bain à 33°, dont la durée sera d'une heure; deux heures après le bain, le cathétérisme permet d'extraire 200 grammes d'urine.

Dans la journée, pas de miction; à neuf heures du soir, la sonde introduite dans la vessie ne permet d'obtenir aucune urine; je prescris un quatrième bain, qui est donné dans les mêmes conditions que les précédents; le cathétérisme nous donne, après le bain, 200 grammes d'urine.

Enfin, le 16, bien que la situation parût moins tendue, l'anurie ne cédait pas; aussi la malade fut-elle remise pour la cinquième fois dans un bain et, deux heures après, la vessie contenait 200 grammes d'urine.

Cependant, depuis la veille, notre malade prenait un peu de lait; dans la journée du 16, elle continue à s'alimenter; le 17 février elle urinait spontanément.

Chaque bain, en somme, paraît avoir réveillé la sécrétion urinaire; et je crois pouvoir ainsi expliquer le résultat obtenu, alors que la situation était bien compromise par ce fait d'une anurie qui ne paraissait pas devoir disparaître, la malade ne pouvant absorber aucun aliment liquide.

Ces bains prolongés nous ont permis d'attendre le moment où la malade a pu absorber, par les voies digestives, l'eau nécessaire au fonctionnement des reins.

Je n'ai pas, on le voit, voulu établir un traitement diaphorétique, et si dans ce cas il y a eu diaphorèse, elle ne m'a pas semblé être telle qu'on dût en tenir compte.

La médication diaphorétique ne sera jamais qu'un pis aller, qu'on veuille l'appliquer au traitement de l'albuminurie ou de l'éclampsie.

Les albuminuriques, les éclamptiques en danger sont celles qui n'urinent pas; par le régime lacté, si heureusement préconisé par M. Tarnier, nous maintenons la fonction rénale chez les premières, et souvent nous évitons l'éclampsie.

Mais quand l'encombrement du sang par les matières excrémentitielles conduit à l'éclampsie, les reins sont encore les émonctoires les plus puissants qui puissent entrer en jeu. Si, à l'aide des bains on pouvait franchir ces vingt-quatre ou trente-six heures nécessaires pour que la malade étant devenue capable de s'alimenter, la charge rénale devienne suffisante et que la filtration se fasse, ils rendraient de grands services.

Peut-être les heureux résultats obtenus par Carl Breus avec les bains chauds sont-ils dûs à ce que ce mode de traitement provoquait non seulement la diaphorèse, mais encore la fonction rénale. J'ai dit que, malheureusement, cet auteur ne nous fournit aucun renseignement sur ce point.

Guidé par une idée théorique peut-être inexacte, j'avais prescrit de donner les bains plutôt frais que chauds; je pensais favoriser l'absorption par la peau. Je me proposais ainsi d'abaisser la température très élevée de la malade, et j'espérais que le coma pourrait disparaître à mesure que la température s'abaisserait, comme il disparaît dans le rhumatisme cérébral, quand on plonge des malades dans des bains frais.

Ici, bien qu'en réalité chaque bain ait été suivi d'un abaissement de température très marqué, les températures élevées réapparaissaient vite.

En un mot, suivant l'expression de Liebermeister [1], le corps n'était plus réglé pour une température de 37° à 38°, il l'était pour une température de 39° à 40°.

---

[1] Liebermeister, cité par Lorain. *De la température du corps humain*, t. II, p. 53.

II

J'ai eu, le 22 mai 1885, l'occasion de faire dans le service de M. Budin, à la Charité, une basiotripsie, qui, au point de vue du manuel opératoire, a présenté quelques particularités assez intéressantes pour que je croie devoir en donner la relation.

L'opérée était une femme de trente ans exerçant à Paris la profession de blanchisseuse.

Elle avait pendant sa première enfance été atteinte de rachitisme et n'avait marché qu'à l'âge de quatre ans.

Jusqu'à l'âge de quatorze ans elle avait traîné une vie souffreteuse traversée par une série d'affections aiguës : fièvre typhoïde, variole, érysipèles répétés, etc.

A quatorze ans, elle avait été réglée pour la première fois, et depuis ce moment la menstruation n'avait jamais été régulière.

Deux fois déjà cette femme avait été enceinte. La première grossesse s'était terminée, en avril 1879, par un accouchement à terme qui s'était passé naturellement. L'enfant naquit vivant.

La seconde grossesse était gémellaire, elle se poursuivit jusqu'à terme; mais l'accouchement ne se fit qu'au prix d'une laborieuse opération, dans laquelle les enfants durent être sacrifiés.

Quand, le 22 mai 1885, cette femme entra à l'hôpital de

---

[1] *Annales de gynécologie*, 1885.

la Charité, elle était arrivée au terme de sa troisième grossesse et était en travail.

Ayant ressenti la veille les douleurs de l'accouchement, elle avait demandé secours à une sage-femme qui, frappée de la lenteur avec laquelle le col se dilatait, et désespérée de ne pouvoir atteindre par le toucher de partie fœtale rompait les membranes, le 22 mai, à 4 heures du matin, et faisait, trois heures plus tard, porter sa patiente à l'hôpital.

A mon arrivée, je trouvai celle-ci fatiguée. L'utérus contenait fort peu de liquide amniotique, était distendu comme il l'est au terme de la grossesse. Par le palper, je reconnus que l'enfant, très volumineux, se présentait par le sommet en O. I. G. T. La tête mobile, au-dessus du détroit supérieur, était peu fléchie.

Par le toucher, je sentis le col revenu sur lui-même, mais dilatable; j'atteignis aisément la fontanelle antérieure, mais il était assez difficile d'atteindre la fontanelle postérieure. La tête volumineuse me parut très ossifiée. J'ajoute qu'il y avait procidence d'une anse considérable de cordon qui dépassait même la vulve et ne présentait aucun battement le long des vaisseaux ombilicaux. Par l'auscultation abdominale on ne pouvait percevoir aucun battement. L'enfant était donc mort.

Le bassin mesurait 10 centimètres et demi de diamètre sacro-sous-pubien.

Je ne crus pas devoir faire la version qui, étant donné l'état de rétraction de la paroi utérine, eût certainement été fort laborieuse, en supposant même que je n'eusse rencontré aucune difficulté sérieuse au moment du passage de la tête à travers le détroit supérieur rétréci.

Une application de forceps eût peut-être échoué et eût été difficile, car la tête n'était nullement fixée au détroit supérieur; c'est cependant à cette opération que j'aurais eu recours si j'avais seulement eu à ma disposition un cranioclaste ou un céphalotribe.

J'appliquai donc immédiatement le basiotribe.

Quand on veut procéder au broiement de la tête fœtale, qu'on se serve d'un céphalotribe ou d'un basiotribe. Il n'est pas indifférent d'appliquer les cuillers sur tel ou tel point de la tête.

Les pièces osseuses, d'épaisseur si différente, qui constituent la base du crâne, sont groupées de telle sorte que certains diamètres sont beaucoup plus résistants que d'autres. Enfin, si on applique les cuillers sur certains points de la surface cranienne, l'instrument a une grande tendance à glisser pendant le broiement, si bien, qu'une opération qui semblait bien commencée, ne donne pas les résultats auxquels on semblait en droit ne s'attendre.

En un mot, le placement sur la tête du fœtus des cuillers d'un instrument broyeur est subordonné à certaines règles dont l'observation est une garantie de sécurité et de certitude opératoire.

Malheureusement, ces considérations n'avaient qu'une importance pratique bien secondaire tant qu'on avait recours au céphalotribe. On devait appliquer, en effet, les deux cuillers de cet instrument aux extrémités du diamètre le plus large du bassin, et on était obligé de saisir un diamètre correspondant de la tête du fœtus, bien qu'on fût certain que la prise ainsi faite n'était pas favorable.

Il faut, selon nous, attribuer à cette nécessité opératoire une partie des difficultés inhérentes à la céphalotripsie.

Le basiotribe permet d'éviter dans une grande mesure cette cause d'échecs ; et dans un certain nombre de cas où cela serait impossible si on se servait d'un céphalotribe, on peut appliquer exactement les cuillers de l'instrument aux extrémités du diamètre de la tête, suivant lequel on estime que le broiement sera fait dans les meilleures conditions.

En effet, dans le fait qui est l'objet de cette note, le fœtus se présentait par le sommet O. I. G. T.

Si j'avais dû employer le céphalotribe, j'aurais dû appliquer les cuillers de l'instrument aux deux extrémités du diamètre transverse, et j'aurais saisi la tête du front à l'occiput,

prise qui eût été défavorable, car, pendant le broiement, la
branche gauche eût certainement glissé sur la nuque du
fœtus, et la base du crâne n'aurait été qu'imparfaitement
broyée; il ne m'était pas possible de faire une application
oblique, car la cuiller placée en avant n'eût pu être régu-

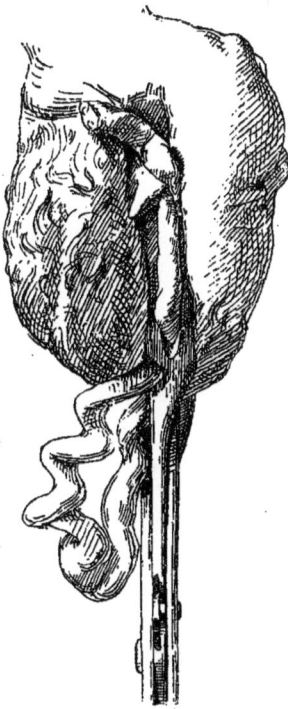

Fig. 1. — Profil de la tête broyée. La
branche gauche est en place sur l'a-
pophyse mastoïde.

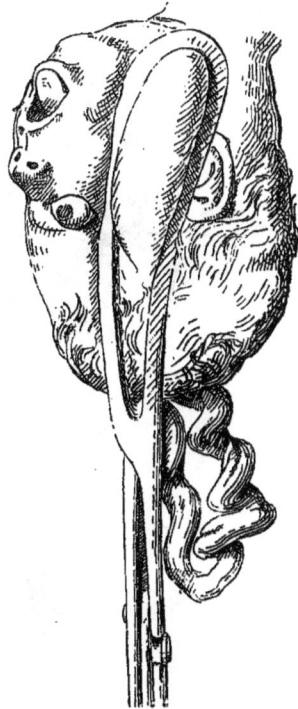

Fig. 2. — Profil de la tête broyée. La
branche droite est en place en avant
de l'oreille.

lièrement placée, étant donnée la façon dont la tête faisait
saillie en avant du pubis.

Grâce au basiotribe, je pus broyer la tête en appliquant
une cuiller au niveau de l'apophyse orbitaire externe droite,
et l'autre sur l'apophyse mastoïde gauche, c'est-à-dire suivant le diamètre que je pensai être le plus favorable pour que

le broiement fût parfait, et pour que les dimensions de la tête fussent réduites au minimum.

J'obtins ce résultat en procédant de la manière suivante :

Je fis la perforation au niveau de la suture sagittale, immédiatement en arrière de la fontanelle bregmatique. Quand le perforateur eut pénétré dans la cavité cranienne,

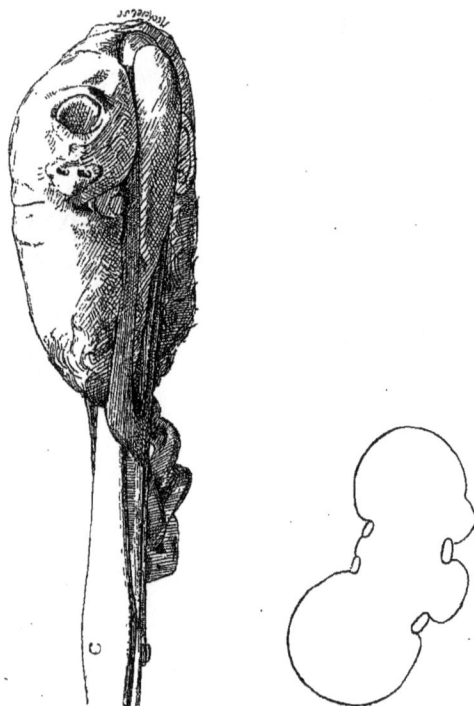

Fig. 3. — Vue de la tête broyée. Le diagramme représente les dimensions de la tête, section faite parallèlement au plan du détroit supérieur (1/3 de la grandeur naturelle).

j'introduisis la branche gauche non à l'extrémité gauche du diamètre transverse, mais à plat contre le côté gauche du promontoire, de telle sorte qu'elle fut appliquée sur l'apophyse mastoïde gauche du fœtus ; le bord concave de cette branche regardant à gauche. J'eus soin de porter légèrement à gauche le manche de cette branche et j'articulai ; je

ne fis aucun broiement, mais je saisis solidement entre l'olive
du perforateur et la cuiller gauche l'écaille du temporal et
la partie postérieure du pariétal gauche de la tête fœtale.

Il fallait maintenant appliquer la branche droite de l'instrument en avant de l'apophyse zygomatique du côté droit.

La conformation du pelvis m'empêchant de placer directement la cuiller de l'instrument sur ce point de la tête
fœtale, je procédai de la manière suivante :

J'introduisis la branche droite du basiotribe à l'extrémité
droite du diamètre transverse du détroit supérieur; la
cuiller répondait donc au front. Tenant alors de la main
gauche le manche de cette branche, et saisissant avec la
main droite le manche de la branche gauche articulé avec le
perforateur, j'imprimai à ce double manche un mouvement
de rotation de gauche à droite; la tête solidement saisie,
exécuta elle-même un mouvement de rotation semblable,
qui amena contre la cuiller droite de l'instrument — cuiller
qui n'avait pas bougé — le point exact de la surface cranienne, au niveau duquel je m'étais proposé de l'appliquer.

Je terminai le broiement, et les figures 1, 2 et 3 montrent
le résultat obtenu. Le diagramme 4, pris au niveau des points
où la tête broyée présentait les dimensions les plus larges,
montre combien le broiement a été régulier.

J'ajouterai que le fœtus pesait (sans la matière cérébrale)
4,840 grammes, que cette opération fut faite aisément sans
le moindre accident, et que la femme se rétablit rapidement,
sans qu'on observât de complication pendant les suites de
couches.

Quand j'aurai dit qu'avant de commencer cette basiotripsie j'avais indiqué aux élèves présents toutes les phases
de l'opération que j'allais entreprendre, que j'ai pu sans le
moindre incident, exécuter méthodiquement tout ce que je
m'étais proposé de faire, j'aurai dit, une fois de plus, quelle
sécurité opératoire donne le basiotribe, et quels avantages il
présente sur les autres instruments destinés à broyer la tête
fœtale.

Quant au procédé que j'ai mis en usage, procédé qui m'avait déjà rendu service dans une autre basiotripsie [1], je pense qu'il pourra être employé avec avantage dans bien des cas où la tête n'est pas déjà fixée dans le détroit supérieur, et pourra être mobilisée sans risques de déchirure de la paroi utérine.

[1] Voy. *Progrès médical*, décembre 1884.

III

DU GAVAGE DES ENFANTS APRÈS L'OPÉRATION DU BEC-DE-LIÈVRE [1]

Dans une communication faite le 21 juillet 1885 à l'Académie de médecine, sur les soins à donner aux enfants nés avant terme. M. le professeur Tarnier, après avoir rappelé les heureux résultats obtenus par l'emploi de la couveuse, a montré quels avantages pouvait présenter le gavage.

Pour pratiquer ce mode d'alimentation, M. Tarnier se sert d'un appareil qui est un diminutif de celui que le Dr Faucher emploie pour les adultes. Voici, du reste, comment notre maître décrit son *modus faciendi :*

« L'appareil de gavage pour les enfants se compose tout simplement d'une sonde uréthrale en caoutchouc rouge (n° 16 de la filière Charrière). Au bout de cette sonde on ajuste une cupule en verre qu'on trouve chez tous les fabricants d'instruments de chirurgie et chez tous les herboristes, où elle est vendue comme bout de sein artificiel sous le nom de mon excellent ami le Dr Bailly. Avec ce petit appareil que chacun peut improviser, rien n'est plus aisé que de gaver un enfant : Celui-ci étant placé sur les genoux de la personne qui va procéder au gavage, la tête légèrement soulevée, la sonde est mouillée, puis introduite jusqu'à la base de la langue, et l'enfant, par des mouvements instinctifs de déglutition, la fait pénétrer jusqu'à l'entrée de l'œsophage ; on pousse alors doucement la sonde pour lui faire parcourir toute la longueur de l'œsophage où elle chemine très facilement. Après un trajet de 15 centimètres environ, y compris

[1] *Revue des Maladies de l'Enfance,* 1885.

la bouche et l'œsophage, l'extrémité de cette sonde arrive dans l'estomac ; on verse alors le liquide alimentaire dans la cupule, et bientôt celui-ci, par sa pesanteur, pénètre dans l'estomac et la cupule se vide ainsi que la sonde qui lui fait suite. Après quelques instants on retire la sonde, mais il faut le faire par un mouvement rapide, car si l'on procédait lentement, le liquide alimentaire suivrait la sonde et serait rejeté par régurgitation[1]. »

Le gavage a été régulièrement mis en usage à la Maternité depuis le mois d'octobre 1884 ; et aujourd'hui les faits sont assez nombreux pour qu'on puisse affirmer l'innocuité parfaite de ce procédé, pourvu qu'on suive exactement le manuel opératoire indiqué par M. Tarnier.

Au mois d'avril de cette année, j'ai eu l'occasion d'opérer deux enfants nouveau-nés atteints de bec-de-lièvre unilatéral et non compliqué de la lèvre supérieure, j'ai pensé qu'en ayant, après l'opération, recours au gavage, je pourrais éviter les mouvements des lèvres qui sont inévitables, même quand on nourrit les enfants à la cuiller, et faire disparaître une des causes qui empêchent souvent une coaptation parfaite des surfaces avivées.

Voici ces deux observations que je publie à titre de documents.

OBSERVATION I. — Enfant du poids de 2,240 grammes, né le 2 février, chez Mᵐᵉ Quittard, sage-femme.

Je le fais porter à l'hôpital de la Charité et l'opère le 3 février.

Je suivis le procédé de Mirault et, pour assurer la coaptation des surfaces avivées, je n'eus pas recours aux épingles et à la suture entortillée, mais j'appliquai simplement quatre points de suture avec du fil d'argent très fin.

Avant d'opérer, j'avais soigneusement lavé la bouche et la lèvre supérieure avec une solution saturée d'acide borique.

---

[1] *Bulletin de l'Acad. de méd.* 1885, p. 946.

Des lavages furent continués avec cette même solution pendant les quatre jours qui suivirent l'opération.

Pour alimenter l'enfant, on a recours au gavage ; toutes les deux heures on fait prendre à l'enfant 28 grammes de lait d'ânesse pur.

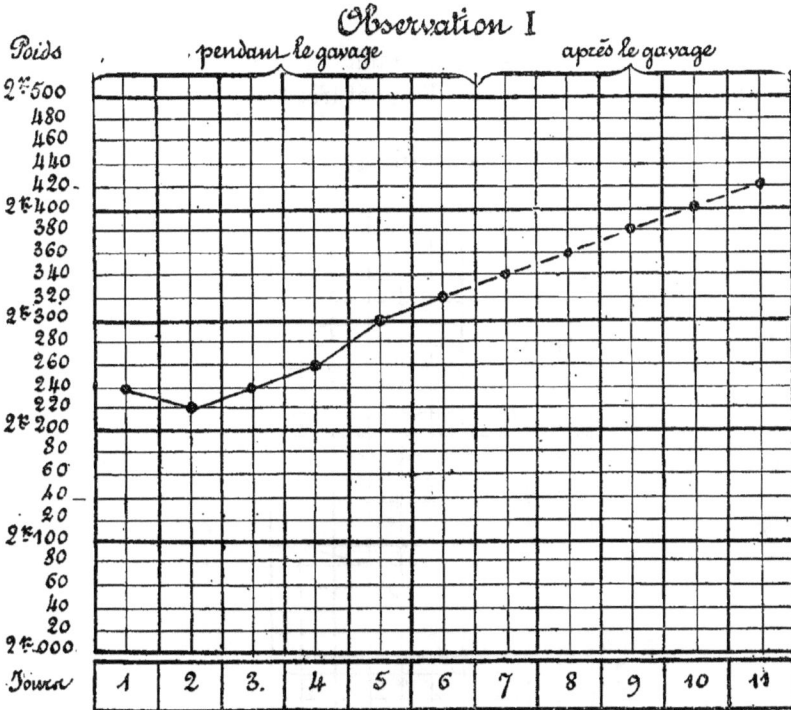

Observation I

L'enfant ne crie pas, ne fait pas le moindre mouvement des lèvres. On ne remarque aucune rougeur autour de la plaie et aucune déchirure au niveau des fils.

Le quatrième jour on retire trois fils. On retire le quatrième le cinquième jour. A ce moment on cesse l'emploi du gavage et on nourrit l'enfant à la cuiller.

Le onzième jour l'enfant est mis au sein.

On a pu, en jetant un coup d'œil sur le tracé pris en même temps que l'observation, constater que le poids de l'enfant n'a pas cessé d'augmenter pendant le temps où on a pratiqué le gavage.

OBSERVATION II. — Enfant du poids de 2,000 grammes, né à l'hôpital de la Charité le 1er avril.

Opéré le même jour, c'est-à-dire dix heures après sa naissance.

J'employai le procédé de Mirault et appliquai quatre points de suture avec des fils d'argent très fins.

Observation II

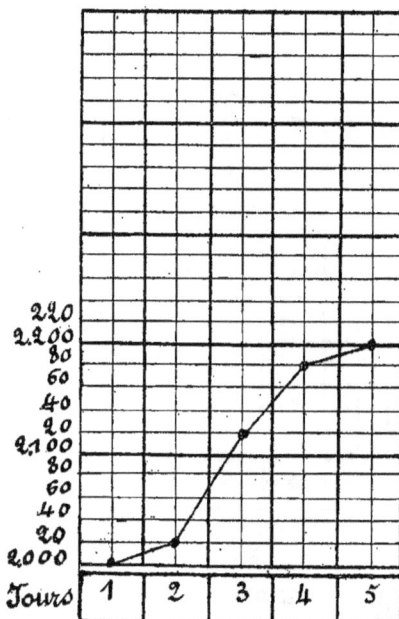

Lavages fréquents avec une solution saturée d'acide borique.

Gavage toutes les deux heures avec du lait d'ânesse pur. Chaque repas était de 20 grammes.

Le quatrième jour, on enlève le dernier fil et l'enfant quitte l'hôpital le soir même. L'enfant envoyé en nourrice

2

fut nourri au biberon. Le résultat de l'opération fut excellent.

Le poids de l'enfant, au moment où ce dernier quitta l'hôpital, était de 2,200 grammes. Le tracé pris avec l'observation a montré que, pendant les quatre jours où on a pratiqué le gavage, l'augmentation du poids de l'enfant a été continue.

Pour pratiquer le gavage, nous avons suivi exactement le manuel opératoire indiqué par M. Tarnier, et que nous avions vu employer à la Maternité.

Cependant, l'appareil dont nous nous servions était composé d'une éprouvette à pied, graduée par centimètres cubes, et à la partie inférieure de laquelle était un orifice d'écoulement muni d'un robinet. Nous fixions sur cet orifice le tube à gavage, de même diamètre que la sonde employée par M. Tarnier, mais qui présentait une longueur de 0,60 centimètres. Son extrémité se terminait exactement comme le tube Faucher.

Grâce à l'emploi de l'éprouvette graduée, il était possible d'apprécier avec exactitude la quantité de lait qui, à chaque repas, pénétrait dans l'estomac.

On remarquera que les quantités de lait ingérées à chaque repas étaient notablement plus élevées que celles indiquées par M. Tarnier dans sa communication à l'Académie de médecine. Mais dans nos deux observations, il s'agissait d'enfants bien vivaces et nullement assimilables à des enfants nés avant terme et qui, très faibles, ne peuvent téter.

Dans ces deux observations, le gavage, qui est d'une mise en pratique fort simple et sans danger, nous a rendu service en permettant d'éviter les tiraillements dont les sutures sont toujours le siège quand on nourrit les enfants par un autre procédé.

De plus, le lait ne pouvant pas séjourner dans la bouche, il était aisé de maintenir les surfaces suturées dans un état aseptique parfait.

IV

DE L'OPÉRATION CÉSARIENNE[1]

Je m'occuperai aujourd'hui de l'opération césarienne que j'ai faite il y a plusieurs mois, mais avant de vous en relater les détails, laissez-moi vous dire quelques mots d'historique sur ce point de médecine opératoire obstétricale.

Le 27 février 1787, Lauverjat, membre de l'Académie royale de chirurgie, fut mandé à onze heures du soir auprès d'une femme, habitant rue des Petits-Champs-Saint-Martin, qu'il avait assistée deux ans auparavant pendant un accouchement naturel, mais fort difficile. Cette femme était à terme et en travail.

Lauverjat examina le bassin : après avoir constaté qu'il « était impossible qu'il permît la sortie de l'enfant, dont la tête, la main et le cordon ombilical se présentaient à l'orifice de la matrice » ; après avoir pris l'avis de M. Coutouly, il pratiqua l'opération césarienne. La guérison fut complète, et, cinq semaines après l'opération, la malade « pouvait aller à pied à un quart de lieue de sa demeure et en revenir sans avoir été fatiguée ».

Déjà Lauverjat avait pratiqué avec succès cette opération chez une rachitique, et ces deux succès n'étaient pas isolés puisqu'il y avait, en ce moment, à Paris, trois autres femmes en parfaite santé, qui avaient subi l'accouchement césarien.

Malheureusement, l'opération du 27 février 1787 devait être

[1] *Semaine médicale*, 2 fév. 1887.

la dernière d'une série favorable. Si un assez grand nombre d'opérations heureuses ont été faites depuis cette date en province, il n'en est pas de même à Paris où toutes ont échoué.

Devant cette série ininterrompue d'insuccès, les accoucheurs parisiens se sont attachés à limiter de plus en plus les indications de l'accouchement césarien. Tout valant mieux qu'une opération qui entraînait presque fatalement la mort de la femme, on ne craignit pas, sauf dans certains cas de rupture utérine, de préférer les interventions les plus pénibles, les plus dangereuses pourvu qu'elles permissent de terminer l'accouchement par les voies naturelles.

Tel était l'état des esprits, quand le 21 mai 1876, Porro pratiqua avec succès chez une rachitique l'accouchement césarien suivi de l'amputation utéro-ovarique.

Répété partout, le procédé du professeur de Pavie donna partout de bons résultats, et à Paris on vit l'amputation utéro-ovarique être suivie de succès dans la pratique de notre maître M. Tarnier et de M. Lucas-Championnière.

Il est peu de procédés opératoires qui aient, dès le début, provoqué autant d'enthousiasme que celui mis en pratique par Porro. Tout conspirait, du reste, à en rendre les résultats plus brillants; chaque jour, les progrès de la technique chirurgicale s'accentuaient : on apprenait à obtenir une hémostase parfaite; on connaissait mieux le traitement du pédicule; on savait de mieux en mieux protéger les malades contre l'action nocive du froid, contre l'épuisement nerveux; enfin, les progrès rapides de la méthode antiseptique diminuaient de plus en plus les chances d'infection.

Chaque progrès opératoire devant rendre meilleur le pronostic de l'opération de Porro, on pouvait légitimement prévoir qu'un jour viendrait où les résultats seraient tels que cette opération deviendrait, dans certains cas, une intervention de choix et non plus seulement de nécessité.

Mais y avait-il lieu de considérer l'amputation utéro-ovarique comme le complément nécessaire de l'accouchement césarien ? L'antique opération césarienne était-elle à jamais condamnée, ou bien ne pouvait-on pas la réhabiliter en la modifiant et en la faisant profiter de tous les progrès dont avait bénéficié l'opération de Porro ?

De plusieurs côtés, on se mit à l'œuvre, et Sænger (de Leipsig) a proposé, en 1882, un *modus faciendi* dont M. Potocki nous a donné un exposé fort complet.

Le procédé de Sænger fut accepté avec faveur par un certain nombre d'accoucheurs et, au 1er juillet 1886, il avait été mis à l'étranger 31 fois en pratique. Or, sur ce nombre de cas, 22 fois la mère avait été sauvée. La mortalité était donc de 29,05 p. 100.

Nous voilà bien loin des statistiques désespérantes qu'on devait dresser autrefois; le progrès est bien réel, mais il apparaît encore plus évident si on observe que, sur les 17 cas opérés par Léopold, Sænger ou leurs assistants, une seule fois la mère a succombé.

Les plus optimistes n'eussent pas osé prévoir, il y a quelques années, un tel résultat. Nous devions retenir ces chiffres et ne pas hésiter, le cas échéant, à recourir à ce procédé. L'occasion nous fut offerte le 4 juillet 1886.

Le 27 avril 1886 était entrée dans le service de M. le docteur Landouzy, à l'hôpital Tenon, une femme âgée de vingt-neuf ans, enceinte pour la sixième fois. Les cinq premières grossesses s'étaient terminées par des accouchements naturels; depuis son dernier accouchement, c'est-à-dire depuis deux ans, la malade avait vu s'accroître notablement une tumeur dure, déjà volumineuse qui, siégeant à la partie supérieure et interne de la cuisse droite, refoulait notablement à gauche la fente vulvaire.

Du 19 au 22 octobre 1885, les règles apparurent pour la dernière fois; cette femme devenait alors enceinte, et, à partir de ce moment, la tumeur prit un développement rapide; des crises douloureuses très aiguës se déclarèrent dans le membre inférieur droit. Dans l'impossibilité de travailler, ne pouvant plus marcher qu'avec les plus grandes difficultés, épuisée par une toux opiniâtre, la malheureuse vint demander asile à l'hôpital Tenon.

Le 4 mai, M. le docteur Landouzy voulut bien me demander d'examiner cette femme au point de vue obstétrical. Je la trouvai enceinte de six mois et demi environ. Son état général était mauvais et déjà cachectique. Elle était de plus atteinte d'une tumeur que je pensai être un ostéosarcome développé aux dépens de l'os iliaque droit.

Cette tumeur dure faisait non seulement une forte saillie au niveau du pli génito-crural droit, mais remplissait tellement l'excavation que le doigt pressé entre elle et l'os iliaque gauche, atteignait très difficilement le col utérin. En somme, tout accouchement par les voies naturelles était impossible, il y avait lieu de recourir à l'accouchement césarien, que M. Landouzy voulut bien me confier le soin de pratiquer

L'opération résolue, à quel moment devait-elle être pratiquée ? Il ne pouvait être question d'attendre que la femme fût en travail depuis longtemps et se fût épuisée en efforts inutiles. Nous savons, et toutes les statistiques sont unanimes sur ce point, que les chances de succès diminuent rapidement à mesure que le travail a duré plus longtemps au moment de l'intervention: nous nous serions, en agissant ainsi, placé dans les conditions les plus défavorables. Mais fallait-il maintenir la femme en surveillance et, nous apprêtant à opérer dès le début du travail, attendre que celui-ci se fût déclaré ? La plupart des opérateurs adoptent cette pratique. A ce moment, disent-ils, l'effacement du col étant complet, la dilatation ayant commencé, l'écoulement lochial sera mieux assuré. De plus, le fœtus est mieux développé et ses chances de survie seront plus grandes; enfin, et c'est là leur principal argument, au moment de l'opération il y a déjà eu des contractions de l'utérus, et celles-ci se reproduiront avec plus d'intensité après l'incision utérine, d'où une hémostase plus complète.

Ces raisons sont plus spécieuses que réelles. Nous admettons que chez une primipare le col non effacé pourra peut-être opposer pendant l'opération une certaine résistance au passage d'un drain et plus tard à l'issue des liquides lochiaux.

Il y a là un fait de pratique à propos duquel l'expérience n'est pas faite; mais, en vérité, il n'en est plus de même chez une multipare. A la fin de la grossesse, le col est assez perméable pour qu'il puisse être aisément franchi par les liquides lochiaux; d'autre part, avec les soins dont nous savons aujourd'hui entourer les nouveau-nés, les chances de survie d'un enfant naissant à huit mois et demi sont sensiblement les mêmes que celles d'un enfant naissant à terme. Tous les expérimentateurs savent enfin que si chez une femelle quelconque, on incise un utérus gravide avant tout début de la mise bas, on voit les tissus se rétracter rapidement et l'hémostase se faire immédiatement. Attendre le début du travail pour opérer, c'est de plus s'exposer à faire à l'improviste, à une heure incommode, une opération délicate; à rallier difficilement ses aides; à prendre d'une manière incomplète toutes ces précautions qui, en elles-mêmes, ne semblent rien, mais dont l'ensemble, mieux peut-être que l'habileté de l'opérateur, assure le succès; c'est enfin perdre un temps précieux pendant lequel la femme se fatiguera, les membranes se rompront peut-être, et le fœtus pourra souffrir.

Pour toutes ces raisons, il nous semble qu'il vaut mieux, tout en se préparant à ne pas être pris au dépourvu et à intervenir de suite si le travail se déclarait, choisir son jour et son heure et opérer à une date que l'on fixera à une dizaine de jours avant l'époque présumée du terme de la grossesse.

Dans notre cas particulier, la patiente étant multipare, nous nous décidâmes à agir ainsi et après avoir, par le pal-

per, reconnu que l'enfant était bien développé, nous fixâmes
l'opération au dimanche 4 juillet, à deux heures du soir.

- Pendant les dix jours qui précédèrent cette date, la malade prit plusieurs bains ; des injections vaginales furent soigneusement faites avec une solution boriquée. La veille de
l'opération, la désinfection intestinale fut assurée par un
purgatif salin et un lavement térébenthiné.

En un mot, toutes les précautions furent prises pour que
l'opération fût pratiquée dans les meilleures conditions d'a-
sepsie.

Je commençai donc l'opération le 4 juillet, à deux heures
quarante-cinq minutes, avec l'aide de mes maîtres, MM. Tarnier, Peyrot et Berger, qui voulurent bien me prêter l'appui
de leur expérience.

La chloroformisation étant complète après avoir vidé la
vessie, j'incisai la paroi abdominale sur la ligne blanche, en
commençant, à 8 centimètres au-dessus de l'ombilic, pour
terminer à une égale distance au-dessous.

Le chirurgien de Leipsig donne le conseil de passer immédiatement à travers la paroi abdominale trois fils à suture
répondant à la partie supérieure de l'incision, qui permet-
tront plus tard, quand l'utérus sera attiré hors de l'abdomen, de rapprocher les lèvres de la plaie et d'empêcher la
hernie des anses intestinales. Je ne crus pas devoir suivre
ce conseil et je pensai qu'il était plus commode de procéder
à l'incision de la paroi utérine, immédiatement après avoir
ramené sur la ligne médiane l'utérus, dont le fond était
légèrement incliné à droite.

Au moment d'inciser l'utérus, l'opérateur éprouve toujours une certaine appréhension en craignant de rencontrer
le placenta.

Je n'avais pas à redouter cette petite difficulté, j'avais pu,
en effet, grâce au procédé suivant, m'assurer pendant la
grossesse que le placenta ne s'insérait pas en avant. La

malade étant fort amaigrie, le palper abdominal était très facile; d'autre part, le fœtus était très mobile. Utilisant cette coïncidence, j'avais pu, en faisant évoluer le fœtus dans tous les sens, m'assurer que, quel que fût le point de la paroi utérine auquel répondait la tête du fœtus, une paroi également mince séparait cette dernière de la main qui palpait; il était dès lors certain que le placenta ne s'insérait pas en avant.

Pour inciser l'utérus, je cherchai avant tout à obtenir une plaie bien régulière, et à réduire au minimum l'hémorrhagie qui se produit toujours à ce moment.

Pour atteindre ce double résultat, j'opérai de la manière suivante : en un point répondant à l'angle supérieur de la plaie abdominale, j'incisai en un seul temps, sur une longueur de 2 centimètres environ, la paroi utérine, après m'être assuré qu'aucune partie fœtale ne pouvait être blessée; un flot de liquide amniotique s'écoula avec un peu de sang. Immédiatement j'introduisis tout l'index gauche dans la plaie et arrêtai ainsi l'écoulement du liquide amniotique. Me servant de ce doigt comme d'une sonde cannelée, je pus, en un second temps, sectionner à l'aide d'un long bistouri boutonné, toute l'épaisseur de la paroi utérine et donner de suite à la plaie la longueur nécessaire, en m'assurant que je ne dépassais pas la limite inférieure du corps utérin et que je ne blessais aucune partie fœtale. Je fis alors l'extraction d'un garcon; cet enfant, un peu étonné, cria bientôt. A ce moment, six minutes s'étaient écoulées depuis le début de l'opération.

L'extraction du fœtus terminée, l'utérus se rétracta immédiatement, et l'hémorrhagie fut des plus légères.

Sous l'influence des pressions exercées par les aides sur la paroi abdominale, l'utérus se présenta dans la plaie abdominale et put être facilement attiré au dehors. A ce moment, le placenta faisait hernie à travers la plaie utérine, et je pus très aisément l'extraire, ainsi que les membranes.

L'écoulement du sang étant presque nul, je crus inutile

de recourir au procédé conseillé par Sænger, et qui consiste à comprimer l'utérus au niveau de son col à l'aide d'un tube en caoutchouc jouant le rôle de bande d'Esmarch.

J'irriguai donc de suite la cavité utérine avec une solution phéniquée au cinquantième, en complétant ce lavage par une injection vaginale que je fis, en introduisant de haut en bas la canule de l'irrigateur à travers le col, ce qui fut très facile.

Ce lavage terminé, je résolus de placer dans la cavité utérine un drain volumineux en caoutchouc vulcanisé, traversant le canal cervical et venant par un segment dont les parois étaient dénuées de trous, parcourir le vagin pour sortir à la vulve. Cette pratique n'est généralement pas suivie, mais je crus devoir y recourir ici. J'ai dit tout à l'heure combien il était difficile d'atteindre le col par le toucher vaginal, tant la tumeur pelvienne était volumineuse ; il me sembla, dès lors, bon de laisser un drain à demeure afin de pouvoir aisément faire des lavages utérins, si plus tard ils devenaient nécessaires. Ce temps fut, du reste, très facile.

En somme, bien que l'opération eût été faite avant tout début du travail, les parois utérines se sont bien rétractées, et l'hémostase a été rapide ; d'autre part, le col n'a offert aucune résistance.

Restait à suturer la plaie utérine dont les lèvres étaient ici fort régulières ; la séreuse se rabattait elle-même sur chaque lèvre de la plaie musculaire. Il n'était donc pas besoin de réséquer une tranche de tissu utérin, et je pus appliquer de suite, en allant du haut en bas, 15 sutures profondes dont aucune n'intéressait la muqueuse.

Ces sutures furent faites avec des fils de soie que je passai à travers la paroi à l'aide d'aiguilles à bords non tranchants. Pendant leur application, il ne s'écoula pas de sang.

Ces sutures achevées, la séreuse était exactement appliquée contre la séreuse. Néanmoins, je plaçai 10 sutures superficielles qui furent également faites avec des fils de soie.

L'occlusion de la plaie utérine étant complète et l'hémostase parfaite, l'utérus fut réintégré dans la cavité abdominale. Je fis rapidement, mais très complètement, la toilette du péritoine, et, après avoir (précaution qui ne doit jamais être négligée) soigneusement attiré le grand épiploon au-devant de la paroi utérine de manière à bien isoler la ligne de suture, je procédai à l'occlusion de la plaie abdominale à l'aide de 13 sutures profondes et 6 sutures superficielles faites avec du fil d'argent ; l'opération avait duré une heure huit minutes.

L'opération terminée, le pansement iodoformé une fois fait, on appliqua sur le ventre un cataplasme glacé qui fut maintenu en permanence pendant plusieurs jours.

Je ne vous relaterai pas, dans tous leurs détails, les incidents qui se produisirent pendant les jours qui suivirent et les mesures thérapeutiques qu'ils rendirent nécessaires. Je vous dirai, seulement, qu'aucun accident grave ne survint ; que le météorisme, si intense dans quelques cas fut presque nul, et que, dès le début, l'écoulement lochial se fit régulièrement par le drain. Cependant, les trois premiers jours, il fallut lutter contre des vomissements fréquents pour lesquels l'opérée dut s'abstenir complètement de boissons.

Pourtant, dans la nuit du quatrième au cinquième jour, il y eut un léger frisson ; la température, qui n'avait pas dépassé 37°,8, s'éleva alors à 38°. Le pouls devint rapide, atteignit le chiffre de 130 pulsations. Notre malade, très fatiguée, se plaignait d'une vive douleur au niveau de l'utérus, et je crus devoir faire dans la journée quatre lavages utérins, ce que la présence du drain rendit facile. L'état s'améliora rapidement, et, le sixième jour, notre opérée pouvait être considérée comme étant hors de danger. Les symptômes fébriles persistèrent toutefois jusqu'au douzième jour, où je retirai les fils et le drain. A ce moment, j'eus l'explication de cette complication en voyant s'ouvrir au dehors un abcès assez volumineux qui se tarit en quelques jours. Notre malade, remise, pouvait se lever dès le 30 juillet.

Malheureusement, l'opération césarienne n'avait rien pu contre le développement de la tumeur cancéreuse, dont l'accroissement s'était encore accentué depuis la délivrance. La cachexie fit des progrès rapides et, trois mois plus tard (87 jours), notre pauvre femme s'éteignit.

Nous nous proposons, M. le docteur Landouzy et moi, de faire dans un mémoire l'examen des lésions que nous révéla l'autopsie au point de vue de la tumeur qui faisait obstacle à l'accouchement et des lésions cardiaques et pulmonaires dues à la généralisation du néoplasme. Je vous dirai seulement ici que l'involution utérine était parfaite et la réunion de la plaie bien complète. En dehors des vestiges de l'abcès dont je vous ai déjà parlé, il n'existait aucune lésion inflammatoire péri-utérine.

Cette opération eut, en somme, des suites heureuses. Je suis convaincu que d'excellents résultats seront obtenus par les accoucheurs qui adopteront dans ses grandes lignes le procédé que j'ai suivi, et ce cas n'est que le premier, à Paris, d'une série qui certainement sera féconde en succès.

V

Les lésions dont la vulve peut devenir le siège au moment de l'accouchement ont toujours attiré l'attention des accoucheurs. Sans doute, la déchirure du périnée, qui n'est, à proprement parler, qu'une variété de déchirure vulvaire siégeant à la partie postérieure de la vulve et s'étendant plus ou moins profondément, est étudiée dans les classiques beaucoup plus longuement que les autres lésions de l'appareil génital externe. Mais ce serait une erreur de penser que celles-ci n'aient pas été bien observées jusqu'ici. Pour mon compte, j'ai constamment vu mes maîtres attirer l'attention sur leur mode de formation, leur aspect, leurs conséquences immédiates ou tardives. Plus tard, dans mes cours, je n'ai jamais manqué de décrire, le plus soigneusement possible, ces déchirures de la vulve et dans mon service je les ai souvent montrées aux élèves. Si variées qu'elles paraissent au premier abord, on reconnaît bien vite, en examinant un grand nombre de femmes, que les déchirures vulvaires affectent des dispositions qu'on arrive aisément à classer et qui dépendent du mécanisme suivant lequel elles se sont produites. J'ai fait dessiner un certain nombre de ces lésions.

M. Auvard a donné un certain nombre de chiffres tendant à préciser le degré de fréquence avec laquelle on peut ren-

[1] Société de médecine pratique, 12 avril 1888.

contrer les déchirures de la vulve et celle du périnée[1]. Il nous a dit que sur 104 cas, la vulve est seulement 5 fois intacte dans toutes ses parties.

14 fois le périnée a été atteint, sans que le reste de la vulve le fût.

32 fois le périnée était intact, mais la vulve déchirée ; enfin 49 fois, la vulve était déchirée dans toutes ses parties.

Je ne puis apporter de chiffres confirmant ou infirmant les précédents ; il me faudrait avoir dépouillé un grand nombre d'observations et je n'ai pu le faire. Je crois cependant pouvoir *a priori* accepter ces chiffres qui doivent être très proches de ceux que j'aurais pu donner.

On sait combien sont variées les causes qui pendant l'accouchement peuvent amener la production de déchirures vulvaires. La rapidité plus ou moins grande avec laquelle le fœtus est expulsé, le volume de ce fœtus, le dégagement en position oblique sont des facteurs des plus importants. Mais il faut, dans la genèse des lésions que nous étudions, attacher une importance plus grande qu'on ne le fait généralement à la disposition variable que présentent les divers organes de la vulve chez les femmes. C'est ainsi que les dimensions plus ou moins grandes des petites lèvres, la résistance variable des tissus vers les parties antérieure ou postérieure de la vulve, une disposition particulière des petites lèvres en avant telle que la tête fœtale en est au moment où elle est expulsée recouverte comme d'un capuchon pouvant atteindre plusieurs centimètres ; une autre disposition des petites lèvres dans laquelle, au lieu de s'arrêter vers le tiers moyen des grandes lèvres, elles se rejoignent en arrière, sont autant d'éléments dont il convient de tenir compte quand on veut déterminer pourquoi une déchirure s'est produite et s'est agrandie dans telle ou telle direction.

M. Auvard a rappelé que, de toutes les déchirures de la vulve, la déchirure du périnée est la plus fréquente et la

[1] *Journal de Médecine de Paris,* 13 mai 1888.

plus importante ; il vous a montré comment la déchirure du périnée avait toujours son point de départ dans une déchirure de l'anneau vaginal et il vous en a indiqué les degrés.

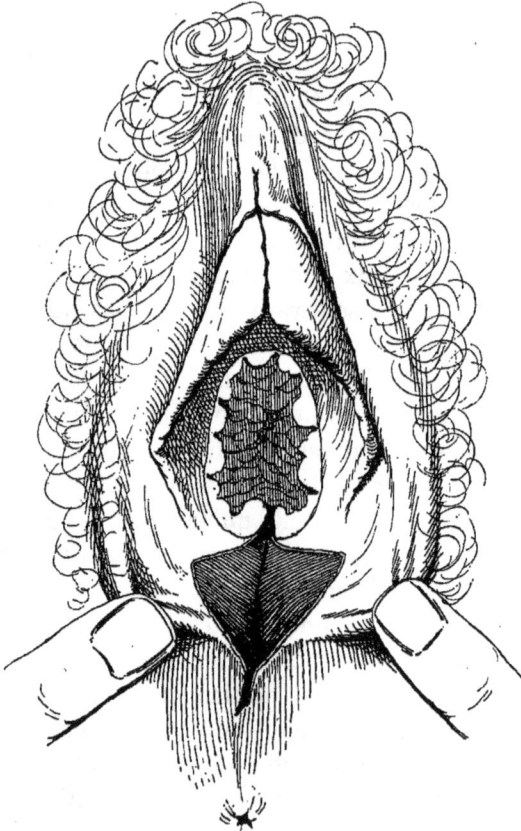

Fig. 4.

Ce sont là des notions classiques qu'il convient de tenir pour exactes.

Cependant, il est un point sur lequel je crois devoir insister.

La déchirure vaginale, point de départ de la déchirure du périnée, n'a pas un siège banal, et quand on examine un

certain nombre de femmes immédiatement après l'accouchement, on se rend bien vite compte que cette déchirure siège
en certains points qui sont toujours les mêmes et qui répon-

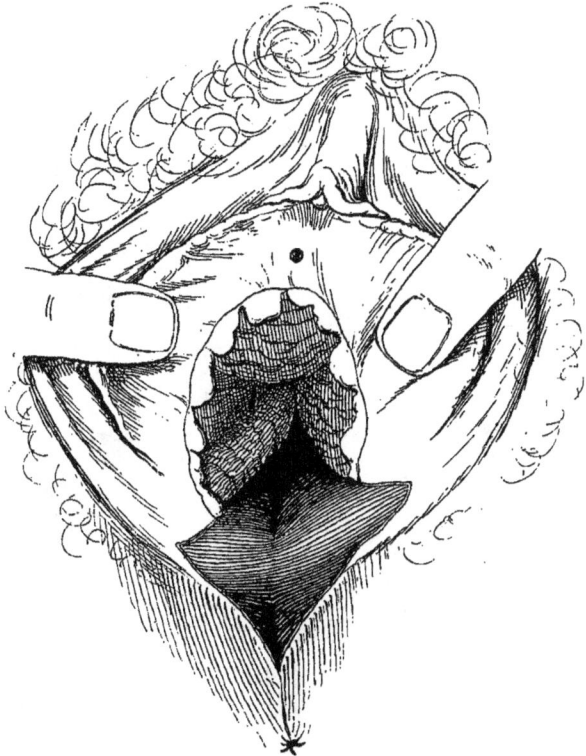

Fig. 5.

dent aux côtés de la colonne postérieure du vagin ; alors
même que, d'après un examen superficiel, il semblerait qu'il
en fût autrement.

Voyez par exemple, la figure 4 : elle représente les
organes génitaux d'une femme D., primipare accouchée le
11 août 1887, à l'hôpital Tenon, et qui fut examinée immédiatement après l'accouchement.

Cette femme était atteinte d'une déchirure du périnée

siégeant sur la ligne médiane et aboutissant à une rupture de l'anneau vaginal paraissant, elle aussi, être médiane. Mais voyez la figure 5. Ici on a fortement écarté les lèvres de la plaie et on peut voir la déchirure du périnée dans toute

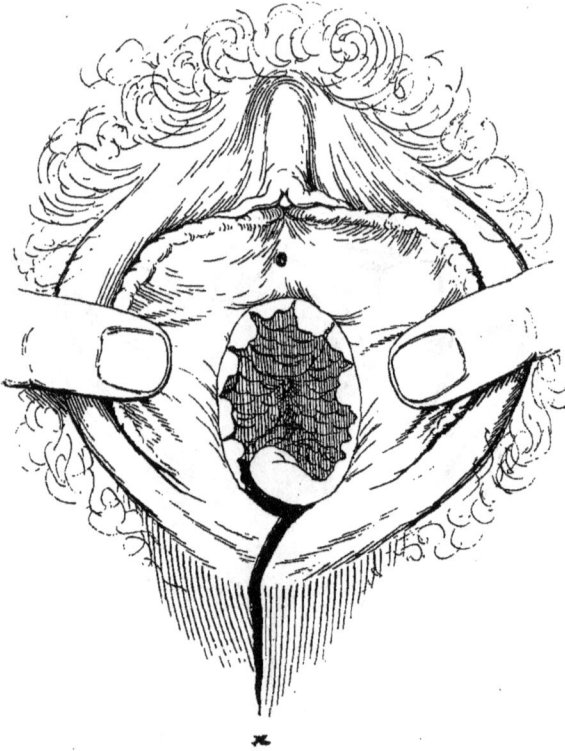

Fig. 6.

son étendue. On constate qu'elle se poursuit jusque dans le vagin et que la déchirure vaginale et hyménéale siègent, non pas sur la ligne médiane, ainsi qu'un premier examen eût pu le faire croire, mais sur le côté gauche de la colonne vaginale postérieure.

La figure 6 est également bien intéressante à ce point de vue. Elle représente l'état de la vulve d'une femme T., qui, le 3 août 1887, venait d'accoucher à l'hôpital Tenon.

3

La déchirure du périnée dont les lèvres étaient bien exactement appliquées l'une contre l'autre siégeait bien exactement sur la ligne médiane ; mais on voyait le trait de la rupture, une fois arrivé à l'orifice hyménéal, s'incliner à droite et venir se continuer avec une déchirure vaginale siégeant sur le côté droit de la colonne postérieure dont la partie antérieure était décollée.

Un seul regard jeté sur les dessins montre avec quelle constance la déchirure du vagin a ce siège.

Il est, du reste, aisé de comprendre pourquoi les lésions vaginales affectent cette disposition.

Les colonnes antérieure et postérieure du vagin constituent les points où la solidité de la paroi vaginale est à son maximum.

Or, pendant l'accouchement, la paroi antérieure du vagin appliquée contre le pubis est exposée à une distension beaucoup moins grande que la paroi postérieure, et on peut, en principe, établir que la tension des tissus sera d'autant plus grande qu'on se rapprochera plus de la ligne médiane postérieure. Mais en ce dernier point est la colonne vaginale postérieure. S'il y a une rupture spontanée, elle se produira donc de préférence, immédiatement sur les côtés de la colonne postérieure, et les déchirures deviendront de moins en moins étendues ou profondes au fur et à mesure qu'on se rapprochera de la colonne vaginale antérieure. Pour mon compte, après avoir examiné un grand nombre de femmes, je n'ai pas vu de déchirure spontanée siégeant franchement sur la ligne médiane, c'est-à-dire sur la colonne postérieure. Je crois donc pouvoir tenir pour exceptionnelle cette lésion.

Mais il n'en est plus de même quand la déchirure est produite par un instrument comme l'extrémité de la cuiller d'un forceps, par exemple. Ici, la déchirure vaginale peut siéger exactement sur la ligne médiane ; c'est même là une disposition qu'on rencontre assez fréquemment, quand on a pratiqué une application de forceps avec situation irrégulière des cuillers.

La figure 7 est bien instructive à cet égard. Il s'agit ici d'une femme primipare chez qui je fis, le 4 août 1887, une application de forceps. L'enfant se présentait en OIGT; au moment où je pratiquai l'extraction, le bord convexe de

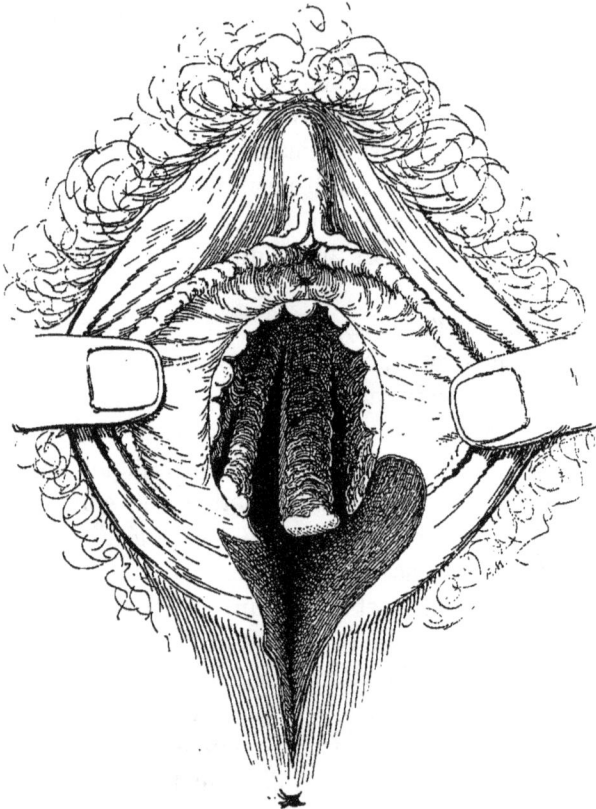

Fig. 7.

la cuiller droite, qui était appliquée près de l'apophyse ma- laire droite du fœtus vint traîner sur la paroi postérieure de la vulve. Je ne pus empêcher la déchirure du périnée de se produire. En examinant la malade, je trouvai d'abord deux déchirures spontanées du vagin siégeant sur les côtés de la colonne postérieure, et, en plus, une déchirure médiane produite par l'instrument. Ainsi se trouvaient réunies chez la même femme les deux variétés de lésion que je viens de décrire.

Voilà donc la déchirure vaginale produite ; elle ne peut

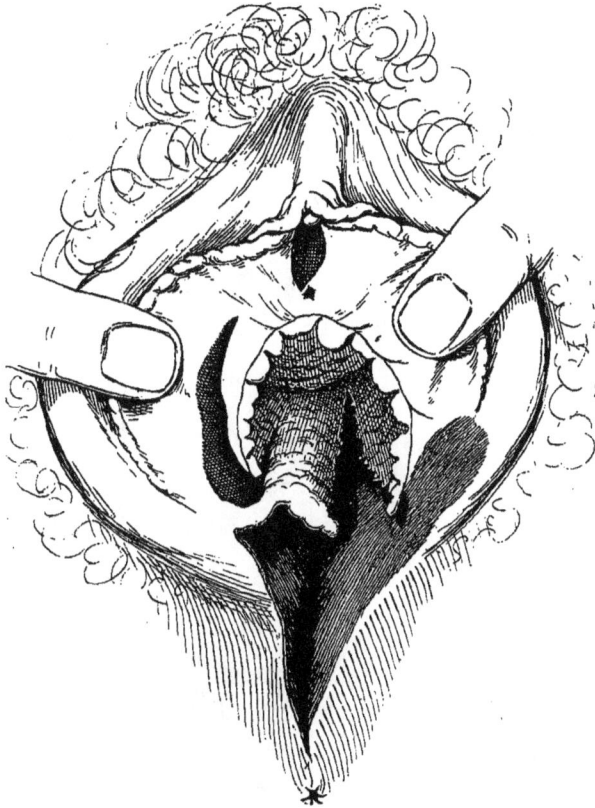

Fig. 8.

pas se propager à la vulve. C'est ce qui est arrivé dans le cas précédent (fig. 7) pour la déchirure vaginale droite. Mais c'est là une disposition que je n'ai guère observée que chez les multipares dont la vulve est très lâche ou chez des primipares, dans des cas où à côté de la rupture limitée au vagin s'en trouvaient d'autres ayant atteint la vulve et permis une distension suffisante de celle-ci.

Le plus souvent donc la déchirure du vagin se propage à
la vulve et conduit à la déchirure du périnée. Nous en avons
rencontré fréquemment la disposition qui est figurée figure 8.
Une déchirure profonde du côté gauche de la colonne

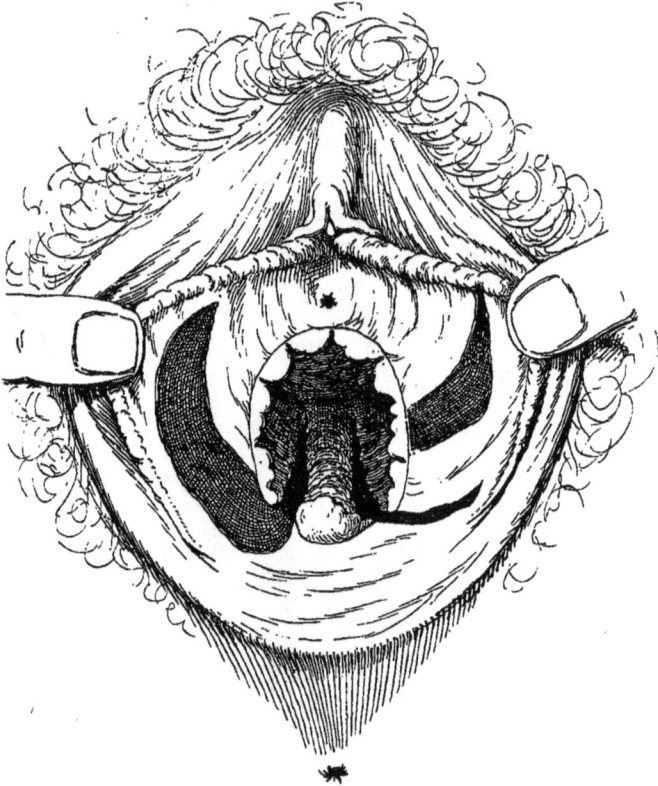

Fig. 9.

postérieure s'est propagée au corps périnéal, a décollé la
partie antérieure de cette colonne, s'est propagée à la fourchette et à la peau du périnée.

On voit que, dans ce cas, à côté de la lésion du périnée,
il existait, en outre d'une éraillure siégeant près du méat,
une plaie de la vulve siégeant sur la face interne de la petite

lèvre droite. Cela nous conduit à étudier les lésions vulvaires
sur lesquelles a plus longuement insisté M. Auvard.

Si, dans les faits où il y a déchirure du vagin, le corps
périnéal et la muqueuse de la fosse naviculaire résistent,

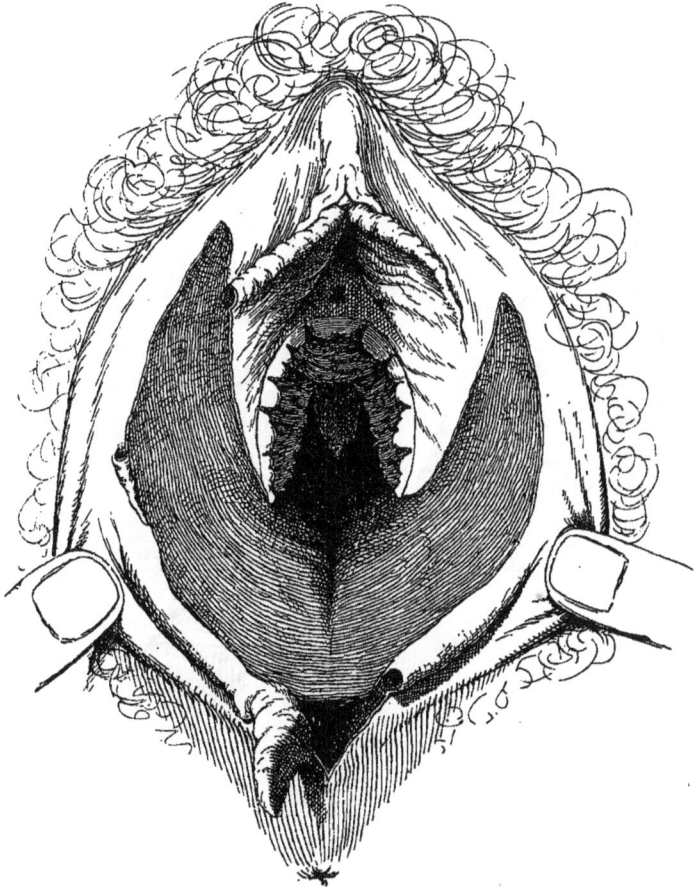

Fig. 10.

on voit, et cela est fréquent, le trait de la rupture vaginale
se relever en se continuant sur la vulve, d'où une plaie
située, non plus en arrière, mais à la face interne des petites
lèvres. Telle est la disposition que nous avons notamment

rencontrée chez la femme accouchant en septembre 1887, à l'hôpital Tenon, et dont les organes génitaux cutanés sont figurés figure 9.

Il est des cas dans lesquels le corps périnéal résiste ; mais

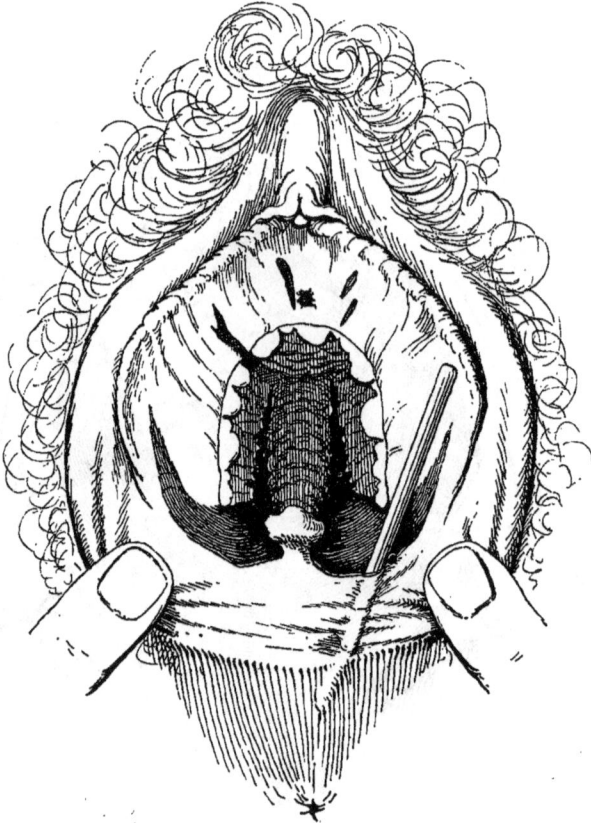

Fig. 11.

la muqueuse de la fosse naviculaire cède. On peut alors observer une disposition analogue à celle qui se trouve figurée figure 10 et que nous avons étudiée chez une femme C., primipare, qui accouchait en novembre 1887, à l'hôpital Tenon, d'un enfant se présentant par le front. La paroi vaginale s'était rompue de chaque côté de la colonne

postérieure ; sous l'influence de la distension extrême qu'elle
devait subir, la muqueuse de la fosse naviculaire et de la
face interne des petites lèvres se fendit et glissa sur les tissus
sous-jacents, d'où une plaie très étendue, mais sans profondeur, atteignant et dépassant même le bord libre des

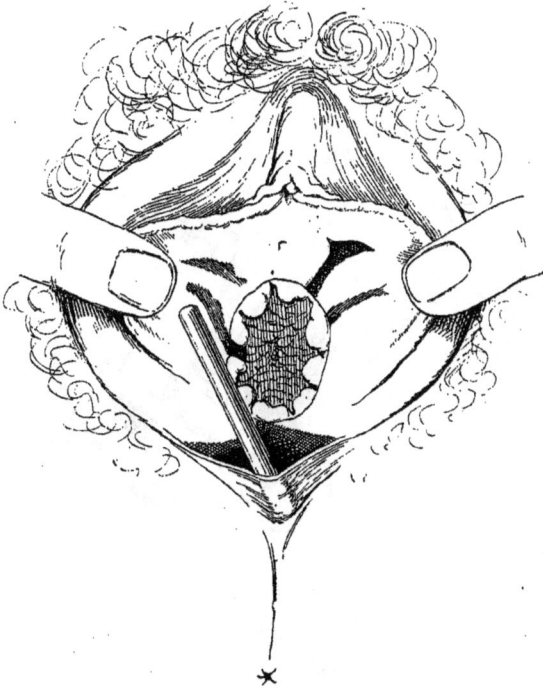

Fig. 12.

petites lèvres. Le corps périnéal était intact. Il n'y avait
qu'une vaste éraillure de la muqueuse vulvaire, avec une
légère déchirure de la fourchette. Ce sont, à un degré
extrême, les lésions figurées figure 9.

Le plus souvent, les lésions de la face interne des petites
lèvres sont très superficielles, car, pour peu qu'elles aient
une tendance à devenir profondes, les déchirures vaginales
entament le corps périnéal et la déchirure du périnée est
constituée. Il est pourtant des cas où il n'en est pas ainsi.

Voyez, par exemple, la figure 11. Elle représente la vulve d'une femme Pruv., qui accoucha, en août 1887, à l'hôpital Tenon. Sur la paroi du vagin sont deux ruptures profondes qui côtoient la colonne postérieure.

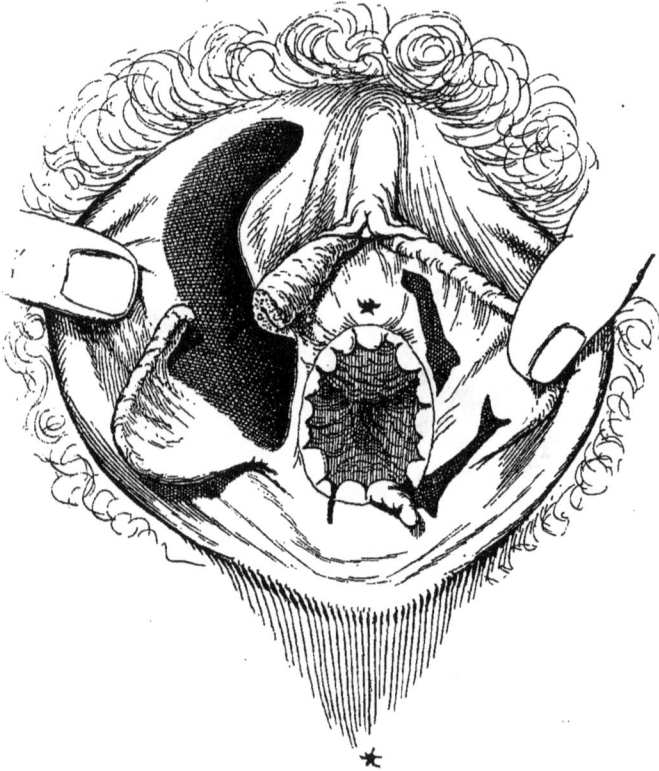

Fig. 13.

Cependant, la muqueuse de la fosse naviculaire a résisté, ainsi que le périnée cutané; de chaque côté, on voit le trait de la déchirure se relever vers la face interne des petites lèvres; mais ici il ne s'agit pas seulement d'une éraillure de la muqueuse. La rupture est très profonde, ainsi que le montre la disposition du stylet introduit dans la plaie du côté gauche. Ce fait est analogue à celui figuré figure 9,

avec rupture des tissus profonds en plus, le corps périnéal
a résisté sur la ligne médiane. Or, il est des cas où il se
produit une véritable scission entre le vagin et le périnée

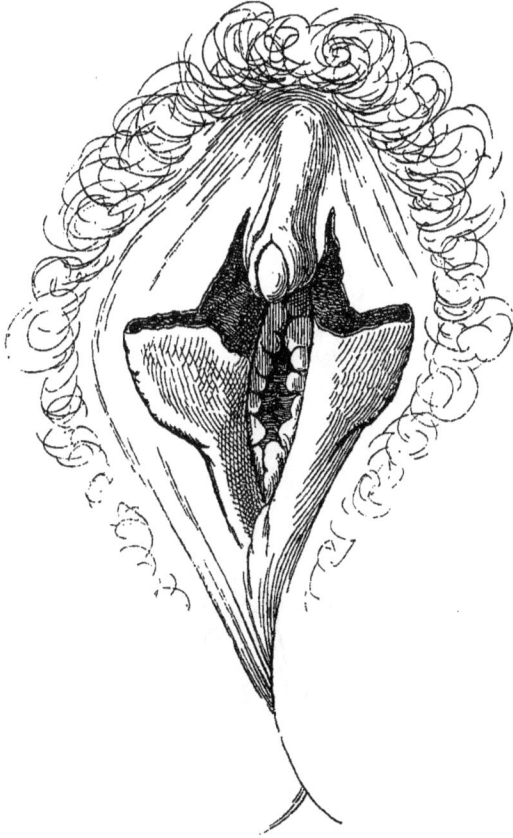

Fig. 14.

cutané ; celui-ci est respecté ; mais, entre la fourchette et
l'orifice hyménéal déchiré, se trouve une rupture profonde
dans laquelle le doigt peut parfois pénétrer jusqu'au sphincter anal. L'intégrité du périnée n'est qu'apparente. Cette
disposition n'est pas très rare.

Je vous ai dit, Messieurs, que parfois les déchirures du

vagin pouvaient se rencontrer sur les parois latérales de cet
organe, voire même sur les côtés de la colonne antérieure.

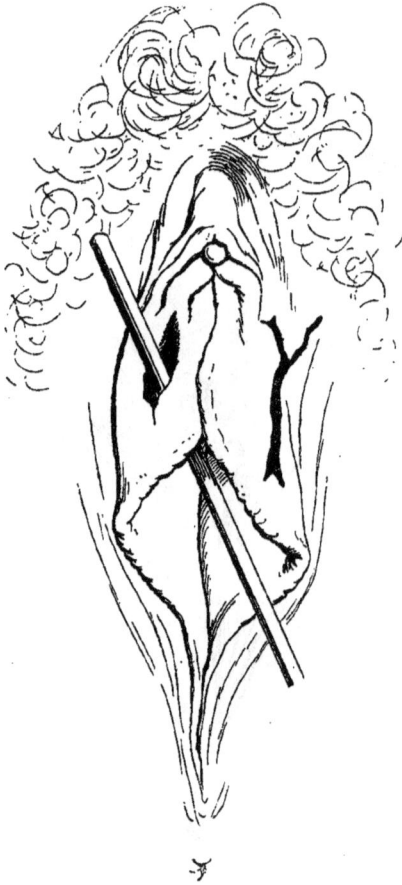

Fig. 15.

Ces déchirures peuvent également se propager à la vulve.
Dans ce cas, elles siègent toujours à la face interne des
petites lèvres. Vous voyez, figure 11, un exemple de cette
disposition.

Jusqu'à présent, je ne vous ai parlé que des déchirures

vulvaires, se continuant avec des ruptures de la paroi vaginale, à l'existence desquelles elles paraissent subordonnées.
Mais pour être très fréquente, cette disposition n'est pas
constante. On peut voir la fosse naviculaire et le périnée se

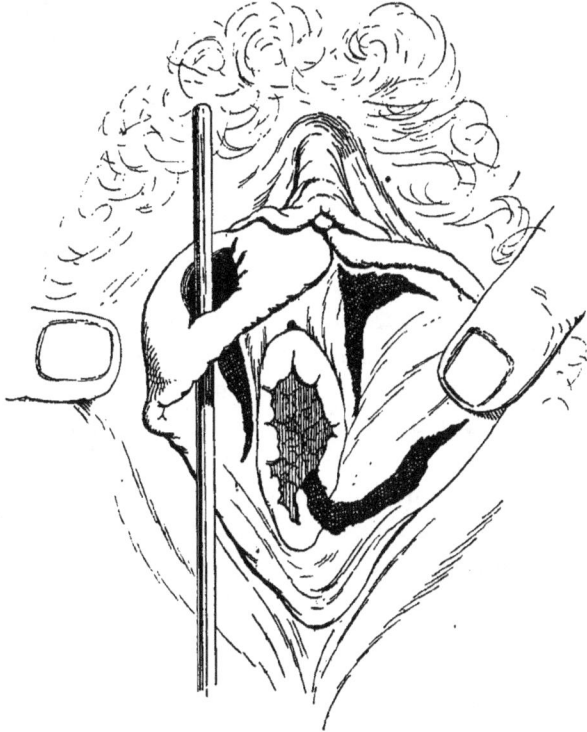

Fig. 16.

déchirer dans des cas où les lésions de l'orifice vaginal n'ont
aucune continuité avec la rupture périnéale. Dans ces cas,
la rupture est souvent légère, mais elle peut être fort étendue. J'ai observé un fait (fig. 12), dans lequel l'orifice vaginal
était intact en arrière; de son côté, le périnée cutané et la
fourchette avaient résisté; mais, sous l'influence de la dis-

tension à laquelle elle était soumise, la muqueuse de la fosse naviculaire s'était déchirée transversalement, dans un sillon assez profond, au niveau duquel le périnée était séparé de l'orifice vaginal; j'ai dans deux cas, observé une disposition encore plus bizarre. L'orifice vaginal était intact en arrière, mais le périnée cutané avait cédé, et, entre la fourchette et le sphincter, était une déchirure assez profonde pour qu'on pût y introduire la première phalange de l'index et faire saillir, en pressant en haut ou en bas, les muqueuses vaginale ou rectale.

Quand cette indépendance entre les lésions périnéales et vaginales existe, on trouve, le plus souvent, des ruptures de l'anneau vaginal siégeant en avant et sur les côtés.

Si cette disposition, est, somme toute, assez rare, quand il s'agit de déchirures portant sur la partie postérieure de la vulve, il n'en est plus de même pour celles siégeant sur la face interne des petites lèvres ou sur les côtés du méat. Elle est presque constante pour les petites éraillures à direction longitudinale qu'on trouve sur les côtés du méat; mais on peut également l'observer dans des faits où les lésions sont fort étendues. Voyez, par exemple, la figure 10. Elle représente les organes génitaux d'une femme D**, primipare, âgée de vingt-quatre ans, qui accoucha à l'hôpital Tenon en 1887. L'orifice vaginal s'était déchiré en arrière et à gauche, mais la déchirure s'était peu étendue sur la face interne de la petite lèvre de ce côté. Au contraire, la lèvre droite avait cédé; il s'était produit une large déchirure de cette lèvre. Cette vaste éraillure ne correspondait à aucune rupture de l'anneau vaginal. Elle avait permis la distension de la vulve et avait sauvegardé le périnée.

La figure 14 nous paraît également mériter d'attirer l'attention. La femme F... accoucha, en décembre 1886, à l'hôpital Tenon. Chez cette femme, le clitoris, assez long, était flanqué de deux petites lèvres qui lui constituaient un capuchon long et résistant. Pendant l'accouchement, on vit l'occiput de l'enfant repousser en avant le clitoris et les petites lèvres, puis, à un moment, celles-ci se rompirent de chaque côté par une profonde déchirure. Dans ce fait, l'orifice vaginal était intact à sa partie antérieure. Enfin, il est des cas dans lesquels les petites lèvres ne s'effacent pas devant la tête fœtale ; très tendus, les téguments qui les recouvrent sur les deux faces s'éraillent ; si la tension est poussée à un point extrême, les tissus qui constituent l'épaisseur elle-même de la petite lèvre cèdent et il se forme une perforation, ainsi que nous l'avons observé dans le cas représenté figures 15 et 16.

Je n'insisterai pas sur les accidents immédiats ou secondaires auxquels peut donner lieu la présence des lésions que je viens de vous décrire. Parmi les accidents immédiats, je citerai cependant en premier lieu, et comme très fréquente, la gêne de la miction qu'on observe si fréquemment quand les plaies siègent aux environs du méat urinaire. Il me faut encore signaler les hémorrhagies : celles-ci sont moins en rapport avec la profondeur des lésions qu'avec leur siège. Chez certaines femmes, on voit, en écartant les petites lèvres entre le méat et le clitoris et un peu en dehors, de grosses veines qui, à la fin de la grossesse, peuvent acquérir un grand développement. J'ai, dans trois cas, vu des éraillures peu profondes, siégeant en cette région, provoquer une hémorrhagie des plus intenses.

Au premier rang des accidents consécutifs, il y a lieu de citer l'infection ; mais ce sont là des faits que vous connaissez bien et sur lesquels je passe.

Quand ces lésions vulvaires se sont produites, il faut tout d'abord :

Parer aux accidents primitifs et, en premier lieu, obtenir l'hémostase, si un vaisseau important a été lésé. Cela est facile quand la plaie siège sur le périnée ou est profonde. L'application d'une suture bien faite est le meilleur et le plus rapide hémostatique auquel on puisse avoir recours.

Mais, quand la rupture siège en avant contre le pubis et

est peu profonde, j'ai toujours vu la suture être fort difficile.
Mieux vaut, dans ce cas, appliquer une pince à forcipres-
sure qu'on laissera à demeure pendant vingt-quatre ou trente-

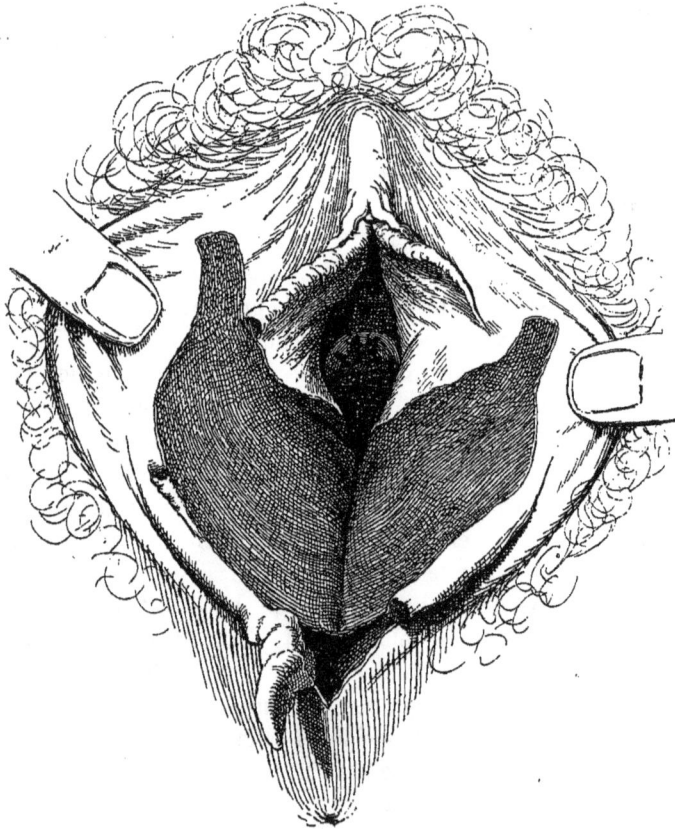

Fig. 16 *bis*.

six heures. Dans un des trois cas observés par moi, je dus
laisser la pince pendant quarante-huit heures, pour obtenir
une hémostase certaine. J'ajouterai que l'application de la
pince et son maintien en place causent moins de douleur à
la malade qu'une ligature.

Cela dit, comment traitera-t-on les lésions de la vulve?

Pour les déchirures du périnée, je suis convaincu que la
suture, chaque fois qu'elle peut être faite avec succès, doit
être préférée à toutes les autres méthodes : position, serres-
fines, etc. C'est le seul mode de traitement qui puisse donner
la certitude d'une réunion complète. Mais convient-il de

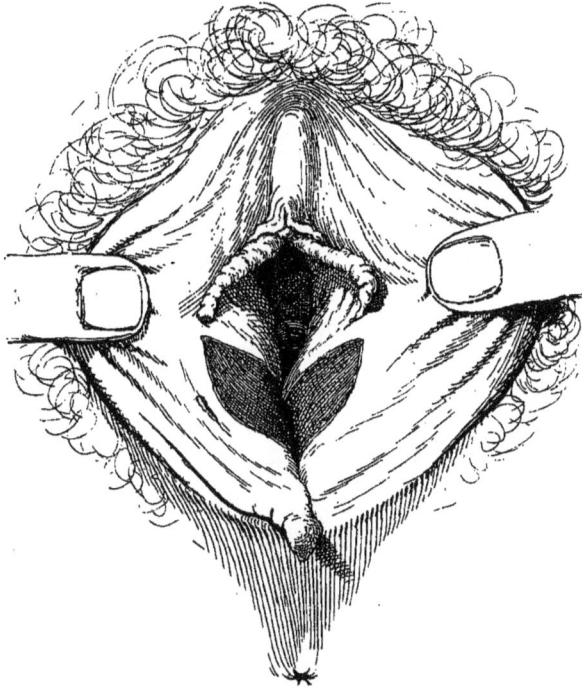

Fig. 16 *ter*.

suturer les déchirures siégeant sur les parties antérieures et
latérales de la vulve? M. Auvard vous a dit que, dans les cas
où la plaie dépassait le bord libre des petites lèvres, il fallait
suturer. Je ne suis pas, sur ce point, de l'avis de mon excellent ami et collègue. Généralement, les déchirures vulvaires
sont très étendues et peu profondes. Ce ne sont, à proprement parler, que des éraillures des téguments qui glissent
sur les parties sous-jacentes, d'où un écartement cutané des
lèvres de la plaie. Vouloir faire glisser à nouveau les tégu-

ments me paraît chose bien difficile, et, par suite, la suture est peu applicable; puis, pourquoi vouloir intervenir, quand ces plaies guérissent si bien et souvent sans laisser de cicatrices apparentes.

Mais si, à mon sens, il faut, pour ces éraillures de la muqueuse vulvaire, éviter le « trop faire », il convient de ne pas négliger le nécessaire et on doit redoubler de précautions antiseptiques.

Les lavages fréquemment répétés mettent à l'abri des phénomènes de résorption grave; mais souvent, malgré leur emploi, les plaies se recouvrent d'un piqueté blanchâtre, d'une couenne qui retarde la cicatrisation; aussi convient-il de recourir, de préférence, aux pansements antiseptiques; l'iodoforme et surtout le salol, dont le prix est peu élevé et qui n'a pas l'odeur désagréable de l'iodoforme, seront ici des agents les plus précieux.

4

VI

SUR LE TRAITEMENT DE LA FIÈVRE PUERPÉRALE

Par le Dʳ M. MISRACHI, de Salonique [1].

L'application de l'antisepsie à la prophylaxie de la fièvre puerpérale doit être certainement considérée comme un progrès immense ; cependant, l'espoir qu'on avait théoriquement conçu de voir cette maladie disparaître ou devenir, tout au moins, une curiosité pathologique, est loin d'être réalisé. — L'organisme de la femme en couches est un terrain si merveilleusement fertile, et les portes d'entrée du microbe pathogène si nombreuses et insaisissables que, très souvent, ce qu'on est convenu d'appeler une antisepsie rigoureuse, n'est qu'une faible barrière opposée à l'envahissement de l'ennemi. Qu'il y ait là ou non négligence de la part du médecin, ce n'est pas le moment de le rechercher ; ce que je tiens seulement à constater, c'est que les cas de septicémie puerpérale sont encore, aujourd'hui, d'une fréquence relative.

D'un autre côté, lorsque la maladie est confirmée, le traitement curatif, tel qu'il est pratiqué par la généralité des accoucheurs, et consistant en irrigations antiseptiques vaginales et intra-utérines, est très souvent inefficace. Sans aller chercher plus loin, on n'a qu'à consulter les statistiques des services d'accouchements des hôpitaux de Paris, pour constater plusieurs décès à la suite d'infection puerpérale. On a le soin d'ajouter, il est vrai, que ces femmes étaient déjà infectées avant leur entrée à l'hôpital ; mais il n'en est pas moins vrai aussi, qu'après leur accouchement dans le service, elles ont été soumises au traitement antiseptique le plus rigoureux, et que, malgré ce traitement, l'issue fatale n'a pu souvent être conjurée.

Cette inefficacité des injections intra-utérines est due à deux causes principales. D'un côté, l'action antiseptique d'une irrigation, continuée même pendant une demi-heure, est absolument illusoire si on considère que, pour stériliser une colonie microbienne, il lui faut un séjour d'au moins vingt-quatre heures, dans une solution concentrée

[1] *Société de médecine pratique*, 12 juillet 1888.

d'un antiseptique quelconque. D'autre côté, l'action mécanique de l'irrigation, qui est la plus importante parce qu'elle chasse au dehors les produits septiques renfermés dans l'utérus, suffisante à la rigueur lorsqu'il s'agit simplement de liquides sécrétés par la plaie utérine, est, par contre, *tout à fait insuffisante lorsqu'il s'agit de particules solides et adhérentes*, telles que caillots sanguins, fragments placentaires, lambeaux de membranes, etc. Pour s'en convaincre, il suffira de faire l'expérience suivante que j'ai répétée un grand nombre de fois. Si, au lieu de faire une injection intra-utérine par le procédé usuel, on prend le soin d'introduire d'abord dans le vagin une valve de Sims et d'abaisser le col de façon à opérer à ciel ouvert, on s'aperçoit que le pincement du col et l'introduction de la sonde produisent un petit écoulement de sang, qui, se coagulant immédiatement, reste adhérent près de l'orifice externe. Or, non seulement le flot de retour de l'injection utérine n'est pas capable de l'en détacher, mais le jet puissant d'un irrigateur dépourvu de sa canule et placé à la hauteur d'un mètre, s'y épuise inutilement. Que sera-ce, lorsqu'il s'agit de caillots fibrineux relativement anciens ou de fragments placentaires fortement adhérents, dans une cavité close, et avec le jet liquide, dépourvu de toute force, que peut donner la meilleure des sondes intra-utérines? Et, en effet, si, après avoir fait pendant vingt minutes et davantage une irrigation utérine avec les sondes du plus gros calibre, telles que celles de Pinard ou de Doléris, et avoir constaté que le liquide injecté revient absolument propre, on introduit dans la cavité utérine un écouvillon, on s'aperçoit, en le retirant, qu'il est chargé de matériaux solides qui, laissés dans la matrice, auraient continué à entretenir le processus septique.

Il est, d'autre part, un fait qui a été récemment mis en lumière d'une façon évidente, c'est que la pratique des injections intra-utérines n'est pas sans présenter une certaine somme de dangers, dangers inhérents et à l'injection elle-même et à la toxicité de la substance antiseptique employée.

Frappé par la fréquence des cas malheureux de ma pratique antérieure, en me basant sur les considérations qui précèdent, je me suis adressé, à l'occasion d'une épidémie récente de fièvre puerpérale, au pansement méthodique de la cavité utérine. D'un certain nombre de faits qui seront la base d'un travail que je compte publier ultérieurement, il résulte d'une façon évidente que, là où les injections intra-utérines ont échoué, le pansement de la cavité utérine, fait au moyen d'un écouvillon chargé de glycérine créosotée et de boulettes d'ouate iodoformée, entraîne au dehors avec la plus grande facilité tous les produits septiques qui y sont enfermés, et amène par là une défervescence notable dans la fièvre et une détente considérable dans les phénomènes généraux ; que, d'autre part, ce résultat est obtenu sans exercer aucune violence et sans entraîner aucun inconvénient apréciable; et, qu'enfin le pansement intra-utérin peut être, avec tout avantage, répété dans les 24 heures, 2, 3 et 4 fois, et pour autant de jours qu'il est nécessaire, jusqu'à amener la disparition complète des symptômes morbides. Sans entrer dans des détails qui seraient déplacés dans cette note, je suis en mesure d'affirmer que, dans tous les cas soumis à ce traitement, j'ai vu en quelques heures, une maladie de la plus haute gravité se transformer en une maladie absolument bénigne, et j'ai obtenu une guérison rapide et durable.

Dans le but d'éviter des contestations de priorité, je m'empresse d'ajouter que le curage de l'utérus, en tant que méthode de traitement de la septicémie puerpérale, quoiqu'il soit loin d'être entré dans le domaine de la pratique courante, a été proposé depuis nombre d'années en Allemagne, en Amérique et en Belgique; qu'en France M. le Dr Doléris s'en est fait le défenseur éloquent, et qu'enfin l'instrument que je considère comme le plus convenable et que j'ai employé, l'écouvillon, a été inventé par M. Doléris lui-même, pour le traitement de l'endométrite puerpérale ou non puerpérale, avec un succès constant et incontestable. La seule idée nouvelle que je crois être le premier à émettre, c'est celle de *substituer définitivement* et dans tous les cas. dans le traitement de la fièvre puerpérale, aux injections intra-utérines parfois dangereuses et souvent inefficaces, *le pansement méthodique de la cavité utérine*, soit par l'écouvillon, soit par tout autre instrument capable d'entraîner au dehors les produits septiques qui y sont accumulés.

Vous avez, Messieurs, entendu la lecture du travail que M. le Dr Misrachi, de Salonique, a fait l'honneur d'adresser à notre Société. Il a trait à l'une des questions les plus intéressantes de la pratique courante obstétricale : le traitement des accidents infectieux qui trop souvent encore viennent atteindre les femmes en couche.

Les conclusions qu'a cru devoir formuler notre confrère peuvent se résumer de la manière suivante :

1° La pratique des injections intra-utérines n'est pas sans présenter une certaine somme de dangers, dangers inhérents et à l'injection elle-même et à la toxicité de la substance antiseptique employée;

2° Les injections intra-utérines sont souvent inefficaces, car une irrigation continue pendant une demi-heure ne permet pas de stériliser un milieu chargé de microbes, et l'action mécanique de l'irrigation est « tout à fait insuffisante lorsqu'il s'agit de particules solides et adhérentes » pour entraîner au dehors les produits capables d'être un milieu favorable au développement des microbes septiques.

3° Il y a donc lieu « de substituer définitivement et dans tous les cas, dans le traitement de la fièvre puerpérale, aux injections intra-utérines parfois dangereuses et souvent inefficaces, le pansement méthodique de la cavité utérine, soit par l'écouvillon, soit par tout autre instrument capable d'entraîner au dehors les produits septiques qui y sont accumulés ».

Il est certain que les injections intra-utérines, pratiquées pendant la période des suites de couches, ne sont pas sans présenter quelquefois, par elles-mêmes, des inconvénients ; aussi lisons-nous toujours avec grand intérêt les observations par lesquelles on attire notre attention sur les complications plus ou moins graves qui doivent leur être attribuées. Mais quand on veut juger de la nocuité ou de l'innocuité d'une intervention chirurgicale, il ne suffit pas d'indiquer les accidents qui peuvent en être la conséquence ; il importe de déterminer le degré de fréquence avec laquelle ces accidents s'observent, et surtout de rechercher, dans les cas où l'intervention n'a pas eu de suites heureuses, les causes qui ont pu rendre plus ou moins grave une opération qui, par elle-même, est généralement sans danger. Ce travail de critique n'a guère été fait pour les injections intra-utérines pratiquées après l'accouchement, et il semble qu'en ce moment on ait une tendance à tenir pour plus fréquents qu'ils ne le sont en réalité les accidents observés après cette opération de petite chirurgie. Pour mon compte, j'ai fait pratiquer bien des fois, soit à l'hôpital, soit en ville, des injections intra-utérines ; j'avoue n'avoir observé d'accidents que dans un seul cas ; encore furent-ils fort légers. Nous accepterons donc volontiers l'appréciation de M. le Dr Misrachi, s'il veut, en nous signalant les accidents consécutifs aux injections intra-utérines, bien indiquer qu'il ne faut pas sans raison y avoir recours; mais nous nous séparerons de lui s'il entend nous prévenir contre une intervention qui reste encore à nos yeux simple, de pratique en général facile, et dans l'immense majorité des cas sans conséquences malheureuses.

Quant aux dangers résultant de la toxicité de l'agent antiseptique employé, ils doivent toujours être présents à notre esprit, quand nous décidons de recourir aux injections intra-utérines. Sans doute, quel que soit le soin avec lequel on fixe son choix, on aura parfois à regretter des accidents; mais faisons la part des échecs qu'on subit toujours quand on emploie un agent antiseptique nouveau, qu'on manie souvent un peu lourdement, sans qu'on connaisse avec une précision suffisante la suceptibilité que peut présenter l'organisme humain à son emploi et qui ont été à plusieurs reprises signalés, notamment quand on a commencé à user le sublimé, et nous reconnaîtrons que de tels accidents sont, somme toute, bien rares. Pour mon compte, je n'ai jamais observé d'accidents sérieux, et je suis intimement convaincu que la somme de dangers, inhérents à la toxicité de la substance antiseptique employée, sera bien minime pour peu que l'accoucheur soit un peu prudent.

Nous n'acceptons donc pas, sans de nombreuses réserves, la première prémisse de l'argumentation de M. le Dr Misrachi.

Notre confrère estime que les injections intra-utérines sont souvent inefficaces, étant trop courtes pour stériliser un milieu chargé de microbes, et n'ayant qu'une action mécanique insuffisante pour entraîner au dehors les produits susceptibles de devenir un milieu favorable au développement des éléments septiques.

Envisagées à un point de vue purement théorique, les affirmations précédentes peuvent, d'une manière générale, être considérées comme exactes. Mais, si nous nous plaçons sur le terrain de la clinique pratique, nous devrons convenir que la diversité des cas, dans lesquels on a recours aux injections intra-utérines, est bien grande, et par cela même nous nous tiendrons en garde contre toute généralisation hâtive déduite de quelques expériences. Pour ne tenir compte que de la clinique, nous dirons que l'emploi des injections intra-utérines n'est pas une panacée qui réussisse nécessairement dans tous les cas ; souvent héroïques, quand il s'agit de phénomènes infectieux dus à la présence de caillots ou de débris placentaires subissant dans l'utérus la fermentation septique, elles échouent trop souvent quand les lésions ont atteint profondément le tissu de l'utérus ou se sont propagées jusque dans les annexes. Nous ne faisons aucune difficulté de reconnaître que, dans de tels cas, on peut, on doit chercher d'autres méthodes de traitement plus actives. Il est possible que le pansement méthodique de la cavité utérine préconisé par M. le Dr Misrachi puisse alors rendre des services.

La seconde prémisse n'est donc qu'en partie démontrée et nous ne saurions, sans être plus amplement informé, suivre notre confrère quand il nous dit qu'il faut « substituer définitivement et dans tous les cas, dans le traitement de la fièvre puerpérale, aux injections intra-utérines parfois dangereuses et souvent inefficaces, le pansement méthodique de la cavité utérine soit par l'écouvillon, soit par tout autre instrument capable d'entraîner au dehors les produits septiques qui y sont accumulés ». Pas plus que les injections intra-utérines, le pansement méthodique de la cavité utérine ne peut, en effet, guérir la fièvre puerpérale, expression vague qui ne peut plus avoir qu'un sens historique, et dont la signification est si large qu'elle perd toute précision scientifique. Pour que, dans le traitement des accidents infectieux dont sont atteintes les accouchées, et qui tirent leur origine de fermentations septiques siégeant dans la cavité utérine, nous puissions accepter sans réserve la doctrine de M. le Dr Misrachi, il faudrait qu'il fût vraiment acquis que les injections intra-utérines sont inefficaces et assez souvent dangereuses pour qu'on eût à s'en défier, qu'il fût démontré que le pansement intra-utérin appliqué par la méthode proposée ici, fait courir à la femme moins de dangers que les injections, que les résultats obtenus par le pansement sont, dans tous les cas, de beaucoup supérieurs à ceux donnés par les injections. Si donc, comme nous vous le proposons, vous décidez de publier le travail de M. le Dr Misrachi dans nos bulletins, ce sera à titre d'attente, et en espérant que, voulant bien nous transmettre le récit complet des cas dans lesquels il a eu recours à sa méthode et qui ont toujours été heureux, notre confrère nous mettra à même de mieux éclairer notre religion sur une méthode de traitement qui se présente avec l'affirmation de tant de succès.

VII

Les fractures de la voûte du crâne qui sont une des complications fréquentes des accouchements artificiels, surtout après les applications de forceps, se rencontrent encore avec un certain degré de fréquence dans les cas où l'accouchement s'est terminé spontanément, à travers un bassin rétréci. Ces lésions du crâne sont bien connues, et il ne viendrait aujourd'hui à l'esprit de personne de tenir pour justifié l'aphorisme de Haller, suivant lequel « les fractures du crâne ne se rencontrent jamais dans un accouchement naturel et sont, par conséquent, toujours un signe de violences exercées sur le fœtus ».

Généralement, ces fractures siègent sur le pariétal ou le frontal ; tantôt il peut y avoir de véritables enfoncements : tantôt, ce sont de simples fissures plus ou moins longues et souvent parallèles aux traînées d'ossification des os. Ces fractures peuvent s'accompagner d'épanchements sanguins, s'étalant à la surface convexe de l'os ou bien s'étendant sur leur face interne en soulevant la dure-mère. Dans ce dernier cas, aussi bien que dans les fractures avec enfoncement, la masse cérébrale peut être suffisamment comprimée pour que la mort du nouveau-né s'ensuive tantôt immédiatement, tantôt à brève échéance, et dans les quelques heures ou les quelques jours qui suivent la naissance. Parfois, l'enfant

---

[1] Société de médecine pratique, 25 octobre 1888.

survit : tout peut alors rentrer dans l'ordre et le développement ultérieur de l'enfant n'être modifié à aucun point de
vue ; mais il n'est pas rare de voir ces enfants être atteints
soit dans leur nutrition générale, soit dans le développement
de leur système nerveux, rester des arriérés, devenir des
épileptiques, ou être atteints de paralysies et d'atrophies
musculaires. On attache trop peu d'importance, dans nos
livres d'accouchements, à l'étude de ces conséquences tardives des traumatismes subis par le crâne fœtal pendant l'accouchement, et Schultze a eu raison d'insister sur ce point[1].

Pour moi, j'observe un enfant que j'ai extrait, il y a trois
ans, avec une application de forceps. La mère était une primipare, et, quand je fus mandé auprès d'elle, la dilatation
était complète depuis dix heures ; j'appliquai le forceps sur
la tête qui se présentait en OIDP et qui était le siège d'une
bosse séro-sanguine considérable ; je pus, sans exercer de
pression sur les manches et presque sans tractions, extraire
rapidement le fœtus. Il était en état de mort apparente et je
dus l'insuffler pendant près de deux heures. Durant plusieurs
jours, la situation fut très précaire, tant étaient irréguliers
les battements cardiaques et les mouvements respiratoires.
Cependant, cet enfant survécut et nous pûmes, au bout de
quelques jours, constater qu'il y avait une fracture à la partie antérieure du pariétal droit. Aujourd'hui, cet enfant grand
et fort a du strabisme, dit à peine quelques paroles et a
une atrophie telle des muscles du dos qu'il ne peut se tenir
debout.

Quoi qu'il en soit, quand ces fractures se produisent dans
le cours d'un accouchement spontané, elles sont généralement attribuables à la violente compression exercée par le
promontoire sur la tête. On conçoit, dès lors, que leur siège
varie suivant la position de la tête fœtale et suivant le mécanisme qui préside à l'accouchement dans chaque cas particulier.

---

[1] *Bernhard Schultze. — Der Scheintodt Neugeborner.* Iéna, 1871

Dans le cas qui fait l'objet de cette communication, les lésions sont tellement multiples et se sont produites dans de telles conditions qu'elles m'ont paru mériter l'attention.

La nommée Marie Ev. s'est présentée dans mon service à l'hôpital Tenon, le 15 octobre 1888.

C'était une primipare qui avait eu pour la dernière fois ses règles le 28 janvier et qui présentait l'aspect d'une rachitique. Elle n'avait, du reste, marché qu'à l'âge de cinq ans, et ses membres inférieurs offraient les déformations que nous avons coutume de rencontrer chez les individus dont le squelette a été atteint par cette affection. Les os du bassin n'étaient pas indemnes. La longueur du diamètre promonto-sous-pubien était de 10 centimètres, d'où je crus pouvoir conclure que le diamètre antéro-postérieur du détroit supérieur mesurait seulement 8 centimètres et demi ; enfin, les dimensions transversales du bassin ne paraissaient pas être sensiblement diminuées. En somme, le bassin était aplati d'avant en arrière, les parties latérales du pelvis étaient symétriques et en aucun point je ne pus sentir d'épine ou d'exostose.

Cette femme eût dû accoucher vers la mi-novembre; mais bien que le fœtus parût petit, la tête qui se présentait fléchie en OIGA était assez volumineuse pour que je pusse craindre qu'en attendant le terme de la grossesse, un accouchement sans opération fœticide fut impossible. Je décidai donc de provoquer le travail. Dans ce but, j'introduisis une sonde dans l'utérus, le 16 octobre. Elle fut expulsée dans la journée, sans qu'elle eût provoqué de contractions utérines.

Le 17, je réappliquai la sonde qui resta en place vingt-quatre heures sans provoquer de contractions. Le 18 octobre je ne pus me rendre à l'hôpital ; la sonde fut retirée, mais non remise en place. La journée se passa sans que des contractions utérines se produisissent.

Une sonde fut, de nouveau, introduite dans l'utérus le 19 octobre et, pendant toute la journée, on observa des contractions assez intenses pour que l'effacement du col s'achevât. Enfin, le 20 octobre, la sonde fut retirée et réappliquée de nouveau et, peu de temps après que l'instrument eut été introduit, les membranes se rompirent et les contractions se succédèrent avec grande violence.

A ce moment, la tête de l'enfant était entièrement située au-dessus du détroit supérieur. Bien que le bassin fût simplement aplati d'avant en arrière et ne fût pas sensiblement rétréci suivant ses dimensions transversales, la tête fœtale ne se présentait pas en position transverse avec ce léger degré de déflexion qui, en mettant la partie antérieure d'un pariétal en rapport avec le promontoire, favorise l'engagement. Bien au contraire, elle se présentait en OIGA et était très fléchie. Le promontoire appliqué contre le pariétal gauche répondait à un point situé au milieu de la ligne qui unissait la bosse pariétale de l'angle postéro-supérieur de cet os ; la suture sagittale était à peine tangible sur une étendue de quelques centimètres ; il y avait, en outre, un notable degré d'asynclitisme, grâce auquel le pariétal droit était situé sur un plan bien inférieur à celui occupé par le pariétal gauche. Les conditions, dans lesquelles la tête se présentait au détroit supérieur, s'éloignaient donc de celles qu'on rencontre dans le cas de bassin aplati pour se rapprocher de celles qui semblent être la règle dans les bassins généralement rétrécis. Elles étaient ici singulièrement défavorables.

Pendant toute la journée du 20 octobre, les contractions se poursuivirent avec grande violence. Cependant, l'état du col ne changeait guère : l'orifice externe ne se dilatait pas et présentait seulement les dimensions d'une pièce de 0,50 centimes ; la tête de l'enfant, dont la position ne s'était pas modifiée, restait toujours fixée au-dessus du détroit supérieur sans qu'il y eût la moindre trace d'engagement. Telle était la situation quand, vers minuit, on pratiqua l'examen de la malade. Ajoutons qu'à ce moment l'enfant était vivant, les battements du cœur étaient réguliers et au nombre de 130 par minute. Le 21 octobre, lors de la visite du matin, je trouvai le col utérin dans le même état ; la tête fœtale était toujours dans la même situation. Mais on n'entendait plus les battements du cœur, l'enfant avait donc succombé. Je dois ajouter qu'à ce moment les os de la voûte du crâne ne chevauchaient pas sensiblement les uns sur les autres. Pendant toute la journée du 21 octobre, les douleurs se poursuivirent avec la plus grande violence, sans qu'aucun résultat se fît remarquer du côté du col.

Cependant, le 22 octobre, vers six heures du matin, l'orifice externe très mince avait les dimensions d'une pièce de 5 francs. Quand, vers dix heures du matin, je vis la malade, les dimensions de l'orifice étaient celles d'un cercle qu'on pourrait inscrire dans la paume de la main. Les bords en étaient minces et étroitement appliqués sur le pariétal antérieur, qui chevauchait notablement sur le postérieur et semblait s'engager dans l'excavation. Les rapports du pariétal postérieur et du promontoire ne s'étaient pas modifiés. Vers midi, la dilatation était à peu près complète. Je me décidai à intervenir en me servant du cranioclaste.

Je perforai le cuir chevelu au niveau du bord supérieur du pariétal droit et, à peine l'instrument avait-il perforé la peau soulevée et séparée des os de la voûte par une masse molle assez considérable, que je vis s'écouler de la matière cérébrale en grande abondance; je n'avais cependant perforé que la peau. En introduisant le doigt dans la plaie ainsi faite je reconnus que sous l'action des contractions utérines, la suture sagittale s'était rompue dans toute son étendue. Je saisis alors le pariétal gauche avec un cranioclaste dont je dirigeai les cuillers vers le front et je pus extraire la tête en exerçant à peine quelques tractions sur l'instrument.

Une fois l'accouchement terminé, j'examinai la tête du fœtus, et je constatai qu'outre la rupture de la suture sagittale, le crâne présentait de nombreuses lésions.

L'écaille de l'occipital est, ainsi que vous le voyez, complètement disjointe de la partie basilaire de cet os et la charnière de Kerkring est, en partie arrachée; il y a également disjonction des sutures temporo-pariétales droite et gauche.

Sur la partie orbitaire du frontal, on trouve, de chaque côté, un trait de fracture transversalement dirigé et siégeant vers la partie moyenne. L'écaille du frontal et la partie anté-

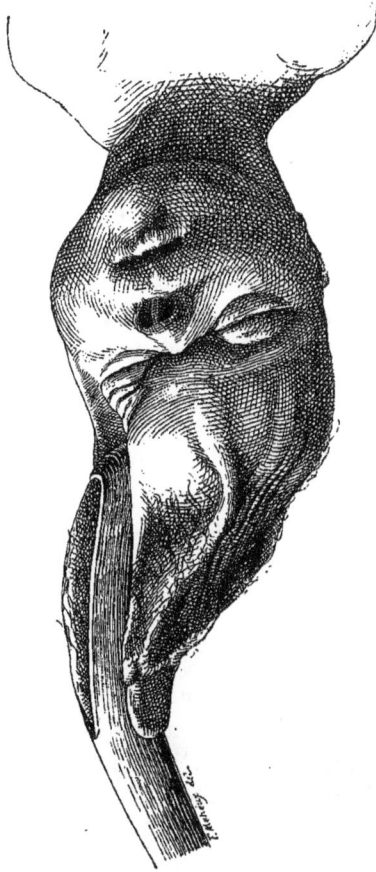

Fig. 17. — Cranioclasie sur une tête fœtale qui présentait de nombreuses fractures spontanées.

rieure des portions orbitaires sont ainsi isolées des petites ailes du sphénoïde.

Le corps du sphénoïde est le siège d'une fracture située

sur la ligne médiane et dirigée d'avant en arrière. Les petites ailes de cet os sont mobiles et peuvent s'infléchir l'une sur l'autre. Les grandes ailes du sphénoïde sont, en outre, mobiles sur le corps de cet os.

Le rocher de chaque côté est mal fixé entre l'occipital et le sphénoïde, grâce à la disjonction des sutures qui l'unissent à ces os ; il présente, en outre, de chaque côté, une fracture au niveau de sa continuité avec l'écaille du temporal. En ce point, l'oreille interne se trouve effondrée.

Toutes ces fractures ont eu pour résultat de rendre la tête extrêmement malléable, et sous la pression elle donne la sensation d'un sac rempli de noix.

Il est certain que ces lésions n'ont été en aucune façon provoquées ou accrues par l'application du cranioclaste. L'instrument, en effet, n'a saisi qu'un segment de la voûte sans atteindre aucun point de la base, et, s'il n'a pu provoquer aucune lésion de broiement de cette partie du crâne, l'extraction a été si facile qu'on ne peut admettre que ces lésions multiples se soient produites pendant le passage du fœtus à travers la filière pelvienne.

Il est toutefois, dans le fait que nous rapportons, deux circonstances qui paraissent avoir joué un certain rôle dans la genèse de ces lésions. Ce sont : l'âge du fœtus ; sa mort.

Cependant, bien que le fœtus ne fût pas à terme, il était encore assez développé, puisque son poids était de 2,100 gr. et que, si nous en jugeons d'après l'époque des dernières règles, la grossesse serait entrée dans son neuvième mois quand nous avons provoqué le travail.

De plus, si quand le fœtus est mort et macéré, surtout si la rétention s'est prolongée assez longtemps après la mort, et si le fœtus est très petit, il n'est pas rare d'observer des disjonctions des sutures qui unissent les os de la voûte et ceux de la base du crâne, nous devons reconnaître que dans notre cas, les conditions sont tout autres, car le fœtus était vivant et bien vivant le 20 octobre à minuit. L'extraction a été opérée le 22 octobre à midi. La mort ne pouvait donc pas remonter à plus de trente-six heures.

Le fait que nous rapportons ne saurait donc être assimilé à ceux dans lesquels le fœtus était à peine arrivé au terme de la viabilité ou était mort et macéré au moment de son expulsion.

Quoi qu'il en soit, il doit être assez rare de voir des lésions aussi multiples que celles que je viens de décrire, se produire en dehors de toute intervention, car j'ai, en vain, cherché des faits analogues dans les auteurs classiques, dans le travail de Danyau [1], dans les thèses de Myrbeck [2] et de Pajot [3].

Mais, exceptionnelles ou non les lésions complexes que nous venons de décrire se sont produites dans des conditions qui m'ont paru intéressantes.

Le plus souvent, en effet, quand des fractures de la voûte du crâne se produisent, elles sont dues, ainsi que nous l'avons dit, à la pression exercée par la saillie du promontoire sur un point de la voûte. Ces fractures ne se produisent guère qu'après la dilatation complète, pendant le long engagement de la tête. Ici, rien de semblable ne s'est passé ; de l'exposé que je vous ai tracé de la marche du travail, il résulte que les lésions du crâne se sont certainement produites à un moment où la dilatation était à peine commencée.

De plus, nous devons noter que la manière dont se présentait la tête était singulièrement défavorable à la production de fractures de la base. La tête, en effet, était très fléchie, et le promontoire, qui n'a cessé de répondre à un pariétal, n'a pas été en rapport avec la base qui est toujours restée, jusqu'au moment de l'intervention au-dessus

---

[1] Danyau. *Des fractures des os et du crâne et qui sont quelquefois le résultat d'accouchements spontanés. Journal de chirurgie* de Malgaigne, t. I, 1843.

[2] Myrbeck. *Des fractures et des enfoncements du crâne pendant l'accouchement*, thèse de Strasbourg, 1863.

[3] Pajot. *Travaux d'obstétrique.*

du détroit supérieur, ainsi qu'il était facile de s'en assurer en pratiquant le palper.

Il est donc, à mon sens, rationnel d'admettre qu'ici le broiement de la tête fœtale n'a pas été seulement le résultat de la résistance opposée par les os du pelvis au passage de la tête poussée et pressée contre eux par les contractions utérines, mais qu'il est dû, en grande partie, à une véritable malaxation de la tête par la paroi utérine en contraction.

Cette manière de voir trouvera peut-être un point d'appui dans cette remarque que, malgré la longueur du travail, il n'y avait pas d'amincissement sensible du segment inférieur, ainsi qu'on l'observe dans les accouchements aussi prolongés que celui qui fait le sujet de cette note et que j'ai en vain cherché vers la fin du travail à reconnaître l'anneau de contraction à une certaine distance du bord supérieur des pubis. A ce moment, l'utérus présentait encore dans toute sa hauteur une paroi dure et également contractile.

Quelle que soit la valeur de cette interprétation, il n'en est pas moins vrai que la mort du fœtus et que les lésions du crâne se sont produites avant que la dilatation fût suffisante pour qu'on pût intervenir. Je ne sais guère comment on eût pu les empêcher, et le fait précédent mérite peut-être d'être enregistré comme document à un moment où se juge le procès entre l'opération césarienne, l'embryotomie et l'accouchement provoqué.

VIII

SUR UN FAIT RARE D'AUSCULTATION OBSTÉTRICALE [1]

S'il est un procédé d'examen dont la valeur ne peut être contestée, c'est assurément l'auscultation appliquée au diagnostic de la vie et de la mort du fœtus. Cependant, si le seul fait d'entendre les doubles battements permet d'affirmer à coup sûr la vie du fœtus, la contre-partie de cette proposition n'est pas toujours exacte, et on a observé des cas dans lesquels le fœtus naquit vivant, bien que les battements du cœur n'eussent pas été entendus.

Tous les accoucheurs qui se sont occupés de l'auscultation obstétricale ont signalé de semblables faits. Dubois, par exemple, devant formuler ses conclusions sur le travail que Bodson avait présenté à l'Académie, sur la valeur de l'auscultation en obstétrique, écrit :

1° Il est possible de reconnaître, à l'aide de l'auscultation, les doubles battements du cœur du fœtus chez toutes les femmes en travail, pourvu que le fœtus soit vivant, que le sixième mois de la grossesse soit écoulé, que les membranes soient rompues, et qu'une portion du liquide amniotique soit évacuée.

2° Le fœtus peut être considéré comme mort, toutes les fois que, dans les circonstances favorables que nous venons d'indiquer, les pulsations du cœur n'ont pu être reconnues après des recherches fort attentives et souvent répétées.

3° Les mêmes résultats peuvent être obtenus de l'auscultation pendant la grossesse, après le sixième mois ou pendant les premiers temps du travail, avant la rupture des

' Société de médecine pratique, novembre 1888.

membranes. Cependant, les explorations peuvent être infruc-
tueuses alors, dans la proportion de 10 à 195 pour les battements du cœur fœtal.

L'inconstance des résultats obtenus par Dubois, dans ses
recherches pratiquées pour établir la valeur de l'auscultation
pendant la grossesse, contrastait avec la fidélité de ce procédé d'exploration, quand il l'appliquait, au moment de
l'accouchement, dans les conditions qu'il indiquait et qu'il
réputait être favorables. Dubois attribuait les insuccès qu'il
avait éprouvés, quand il avait examiné des malades avant le
travail, à l'abondance du liquide amniotique qui formait,
entre le tronc du fœtus, et le point de la paroi utérine au
niveau duquel était appliqué le stéthoscope, une couche
trop épaisse pour que les ondes sonores pussent la franchir.

Dans certains cas, le liquide amniotique n'était pas particulièrement abondant, mais la position du fœtus était défavorable, en ce sens que le dos regardait en arrière, et les
battements du cœur pouvaient n'être pas perceptibles, bien
que le volume du fœtus fût assez notable.

En effet, dit Dubois[1], « si tous les fœtus chez lesquels
nous nous sommes appliqués à reconnaître les bruits du
cœur, au lieu d'être encore contenus dans les organes ma-
ternels, eussent été, au contraire, immédiatement accessible
à nos sens; si nos expériences avaient pu s'exercer sur eux
sans intermédiaire ; enfin, si l'oreille ou le cylindre avaient pu
s'appliquer directement sur les points de la poitrine les plus
propres à la transmission des doubles battements, il est certain que, chez tous ceux qui sont nés vivants, ces battements
auraient été facilement entendus, et il est naturel de penser
qu'à de légères exceptions près, l'intensité de l'impression
produite sur notre oreille aurait été constamment en rapport
avec l'âge, le développement et la vigueur des fœtus ; mais
la nécessité d'explorer à travers des milieux dont l'épaisseur,
la densité, la propriété même de transmettre les chocs ou

Loco citat., p. II.

les sons peuvent varier beaucoup, l'impossibilité de trouver pour cette exploration les fœtus qui en sont l'objet, dans des situations également favorables ou défavorables, doivent inévitablement modifier les résultats si simples et si naturels dont nous parlions tout à l'heure. Aussi, bien qu'en général, sans doute, l'on trouve la force des battements du cœur à peu près en rapport avec l'âge et le développement du fœtus, il n'en est pas moins vrai qu'il arrive très souvent d'observer des résultats précisément opposés ; ainsi l'impression des doubles battements nous a paru souvent très faible et très obscure, quoique les fœtus fussent complètement développés et pleins de vigueur ; et, au contraire, l'impression de ces bruits a été souvent très distincte et très forte, quoique les fœtus, alors soumis à nos recherches, fussent chétifs ou encore assez loin de l'époque de leur maturité.

Depaul signale, lui aussi, dans son traité d'auscultation, la possibilité de commettre dans quelque cas, à la vérité fort rares, des erreurs dans le diagnostic de la vie ou de la mort du fœtus en s'appuyant sur le résultat de l'auscultation.

« Sur 67 cas qu'il m'a été donné d'observer, soit à la clinique de la Faculté, soit à la Maternité, soit dans ma pratique particulière, dans lesquels, en me fondant surtout sur ce résultat négatif de l'auscultation, j'ai annoncé que l'enfant avait cessé de vivre, je n'ai eu à constater que trois erreurs ; encore l'une d'elles s'expliquerait-elle par l'épaisseur considérable des parois abdominales qui étaient surchargées de graisse [1]. »

Enfin, on lit dans Jacquemier que, dans un cas sur 179, il a vu l'auscultation donner ces résultats négatifs, bien que l'enfant fût vivant, et, cependant, toutes ses femmes étaient dans les trois derniers mois de leur grossesse [2].

Malgré ces quelques cas, où elle a été défaillante, l'auscultation est tenue comme le procédé le plus certain que

[1] Depaul. *Traité théorique et pratique d'auscultation obstétricale.* Paris, 1847, p. 290.
[2] Jacquemier, thèse de Paris, 26 décembre 1847.

nous ayons pour diagnostiquer la vie ou la mort du fœtus.
Et c'est justice. Laissons, en effet, de côté les faits dans
lesquels on a eu recours à ce procédé à une époque trop
peu avancée de la grossesse, ceux dans lesquels on ne rencontre pas quelque difficulté particulière tenant à de l'hydramnios, à une obésité excessive de la mère, à la présence
de tumeurs plus ou moins volumineuses, à la présence d'un
bruit de souffle utérin trop violent, etc., etc. C'est émettre
un aphorisme que dire : dans tous les cas où la grossesse a
dépassé le sixième mois, s'il n'existe aucune de ces complications, il suffit de ne pas entendre les battements du cœur
fœtal pour qu'on puisse à coup sûr diagnostiquer que l'enfant est mort.

Nous avons cependant observé que dans notre service un
cas dans lequel les conditions semblaient singulièrement
favorables à la pratique de l'auscultation. Celle-ci nous
donna un résultat négatif, et cependant l'enfant était vivant.
Voici le fait :

Le 29 novembre 1886, nous vîmes se présenter à la consultation de l'hôpital Tenon une femme Legr., âgée de
vingt-trois ans, qui exerçait la profession de journalière et
qui était arrivée à la fin du septième mois de sa troisième
grossesse. Les dernières règles étaient survenues dans les
premiers jours d'avril. Les deux premières grossesses s'é-
taient terminées à terme par des accouchements normaux
et ses deux enfants étaient aujourd'hui encore vivants. Les
débuts de la grossesse actuelle n'avaient été traversés par
aucun accident sérieux; cependant, depuis deux jours elle
se plaignait d'anorexie, de céphalalgie et pensait avoir de
la fièvre. Tels étaient les motifs qui l'avaient conduite à l'hôpital.

C'était une femme fort maigre et qui présentait l'habitus
d'une phtisique, bien qu'elle ne parût avoir aucune lésion
suspecte dans les poumons. En l'examinant, nous recon-
nûmes que l'utérus avait les dimensions qu'il atteint à la
fin du septième mois. La quantité de liquide amniotique ne

semblait pas excessive : du reste, le palper était facile. On sentait la tête légèrement fixée au détroit supérieur en OIGA. En avant et à gauche, on reconnaissait le dos et,

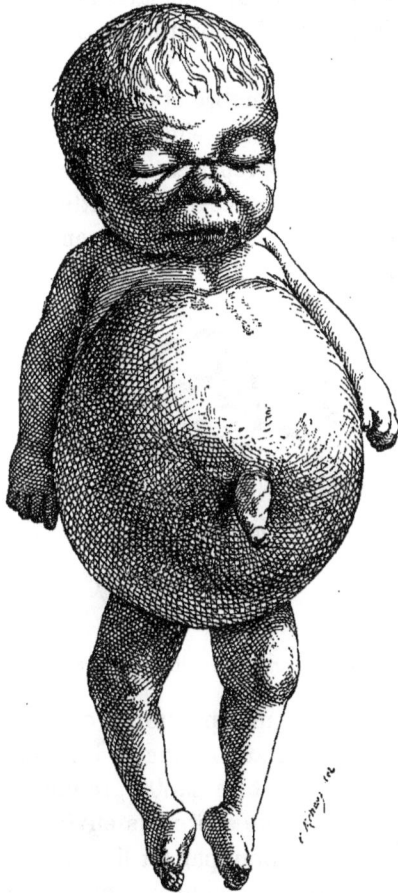

Fig. 18. — Aspect du fœtus lors de sa naissance.

dans toute la moitié droite de l'utérus, on sentait des mouvements actifs du fœtus.

A l'auscultation, nous entendons un bruit de souffle d'intensité moyenne sur le bord gauche de l'utérus, mais nous cherchons en vain les battements du cœur. Nous ne pouvons réussir à les percevoir.

Frappé de cette non-concordance entre les résultats du palper et de l'auscultation, nous faisons entrer cette malade à l'hôpital, bien que l'embarras gastrique, dont elle était atteinte, ne l'exigeât point.

Le lendemain 30 novembre et pendant la semaine qui suivit, nous pratiquâmes journellement l'examen de cette malade ; elle fut à maintes reprises examinée par notre interne ; nous ne pûmes jamais percevoir les battements du cœur, et, cependant, il ne se passait pas d'examen sans que nous percevions les mouvements actifs du fœtus.

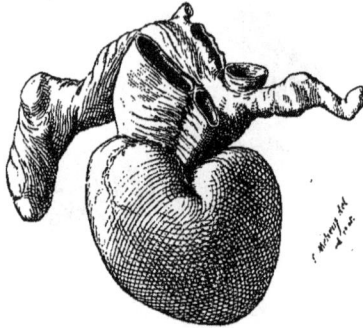

Fig. 19. — Face antérieure du cœur. Grandeur naturelle.

Je ne pouvais guère m'expliquer la cause du résultat négatif donné par l'auscultation, quand la femme accoucha, le 6 décembre, d'un enfant de 2,800 grammes, présentant les dimensions d'un fœtus de sept mois environ, et dont la paroi abdominale était distendue par du liquide ascitique (fig. 18). Cet enfant né vivant fit quelques tentatives d'inspiration et mourut.

L'autopsie que nous avons faite nous a montré que le liquide ascitique repoussait la paroi abdominale en avant, et le diaphragme en haut. Les poumons, qui ne surnageaient pas étaient repoussés contre la face postérieure de la cavité thoracique dont le cœur occupait la partie supérieure.

Cet organe fut examiné avec le plus grand soin et les figures que je fais passer sous vos yeux (fig. 19), représentent exactement ces dimensions qui sont notablement plus petites que celles qu'on rencontre habituellement chez les enfants arrivés à cette période de leur développement.

Les oreillettes petites, flanquées de deux auricules très allongés, contenaient peu de sang, contrairement à ce qu'on trouve dans les cas où la mort est due à l'asphyxie. L'aorte était assez large. Sur une coupe, je pus constater combien étaient épaisses les parois du cœur, surtout celles du cœur gauche. La figure ci-dessous (fig. 20) donne une idée de la disposition que nous avons trouvée.

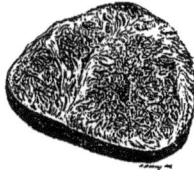

Fig. 20. — Coupe du cœur par la partie des ventricules confinant à la valvule mitrale.

Ainsi que vous pouvez le voir, les cavités ventriculaires sont fort réduites et la paroi ventriculaire gauche singulièrement épaisse, contrairement à ce qu'on rencontre généralement. Les valvules très petites sont normales.

Peut-être ces modifications du cœur, jointes au refoulement de cet organe sur l'épanchement ascitique, ont-elles entraîné une faiblesse particulière des bruits cardiaques et expliquent-elles le résultat négatif de l'auscultation.

Il serait intéressant de rechercher si le fait que j'ai observé, et dont je ne donne que timidement l'interprétation précédente, est exceptionnel, ou bien si l'absence des battements du cœur fœtal ou la diminution de leur intensité, ne seraient pas chose commune, dans les cas où il y a ascite fœtale, bien que les conditions de présentation, de position, etc., semblent favorables à la pratique de l'auscultation.

IX

A QUEL MOMENT DOIT-ON PRATIQUER L'OPÉRATION CÉSARIENNE [1]?

Agir ni trop tôt ni trop tard, telle est une des conditions premières du succès, quand on entreprend une opération chirurgicale, et il semble que le soin de choisir le moment opportun doive être encore plus grand, lorsqu'il s'agit d'une intervention obstétricale. Ici, en effet, l'opérateur doit, presque toujours, agir d'urgence ; s'il laisse passer le moment opportun, ou bien si, impatient, il veut agir trop tôt, il peut rencontrer de telles difficultés dans l'exécution de l'opération entreprise que celle-ci sera rendue impossible, ou ne sera terminée qu'au prix des plus grands dangers, soit pour la mère, soit pour l'enfant. On ne doit donc pas s'étonner si les auteurs se sont toujours attachés à déterminer avec soin, dans les traités classiques, le moment d'élection auquel une opération doit être entreprise, pour que les chances de succès soient à leur maximum. Mais, alors que la conduite à suivre semblait définitivement fixée pour toutes les opérations obstétricales, il n'en était pas de même pour la section césarienne.

Celle-ci n'était autrefois considérée que comme une opération d'exception et de nécessité ; elle n'était guère acceptée que dans des cas où tout autre mode d'intervention était reconnu impossible, et dans des conditions où le salut de la mère était devenu bien improbable. Aussi, ne doit-on pas s'étonner si, dans les ouvrages classiques datant d'une vingtaine d'années, on ne trouve que quelques rapides observations sur le moment le plus propice où l'on doit entreprendre cette opération. Il a fallu les progrès de l'antisepsie

[1] Société de médecine pratique, décembre 1888.

et le perfectionnement des procédés opératoires pour rendre
aux accoucheurs un peu de confiance dans une opération
qui jusque-là semblait presque constamment mortelle pour
la femme. Aujourd'hui, la section césarienne n'est plus seulement une opération de nécessité ; elle peut, dans certains
cas, être considérée comme une opération de choix, et on
conçoit qu'il n'est pas sans intérêt de préciser le moment où
elle peut être entreprise avec le plus de chances de succès.

1

Tous les accoucheurs sont aujourd'hui d'accord pour
reconnaître que les chances de réussite sont d'autant moins
grandes que l'opération est pratiquée plus de temps après le
début du travail.

Les causes d'insuccès doivent être recherchées lorsque
l'opération césarienne a été faite trop tard, dans l'épuisement de la femme qui, surmenée par un trop long travail,
est incapable de supporter le choc opératoire, et surtout
dans les chances d'infection septique qui sont d'autant plus
grandes que le travail s'est prolongé plus longtemps. A cet
égard, le rupture des membranes peut être considérée,
comme un incident défavorable. Il n'est plus personne aujourd'hui, qui soutiendrait l'opinion de Graefe [1], d'après qui
le moment le plus favorable pour opérer est celui où la dilatation est à peu près complète, où les eaux se sont écoulées
et où les contractions utérines ont revêtu un caractère
expulsif. Les statistiques de Kayser [2], celles plus récentes
de Harris [3], montrant l'avantage qu'il y a à intervenir de
bonne heure ; et, dans les idées actuelles, ce serait déjà trop
tarder que d'attendre « le moment qui précède la rupture
des membranes ou la suit immédiatement, c'est-à-dire alors

[1] *Graefe und Walther's Jour für Med. und Chir.* 1826.
[2] Kayser Havniæ. 1841.
[3] Harris. *Am. J. of obst.*

que la dilatation a atteint un certain degré et que les contractions utérines qui s'exercent déjà depuis un certain temps ont acquis à la fois régularité et intensité[1] ».

Dans un travail intéressant publié dans les *Nouvelles Archives d'obstétrique et de gynécologie*[2], M. le professeur Treub a montré l'évolution des idées dans ces dix dernières années, en analysant les opinions émises par Schrœder dans les éditions de son traité d'accouchement, qui se sont succédé depuis 1877. En 1886, cet auteur en était arrivé à donner le conseil d'intervenir avant le début des douleurs, tant les conditions lui semblaient défavorables lorsque l'opération était entreprise tardivement.

« Le moment auquel on doit pratiquer l'opération doit être, dit Schrœder, choisi aussi précoce qu'il est possible; pour le mieux, au début ou même de suite, avant le début des douleurs. En agissant ainsi, on peut encore compter, après une désinfection appropriée, sur un état aseptique du canal génital. La crainte, quand on opère aussitôt, de voir l'utérus ne pas se rétracter, après avoir été vidé de son contenu, ne peut être prise en considération[3]. »

Le conseil donné par Schrœder ne semble guère avoir paru bon à la plupart des opérateurs, et, si la plupart s'attachent à ne pas opérer trop tard, ils attendent du moins que le travail soit commencé pour intervenir. Pour montrer combien cette règle est généralement admise, M. le professeur Treub remarque que les éditeurs de la récente édition de Schrœder ont cru devoir conserver le passage précédent écrit en 1886 par le célèbre accoucheur berlinois, en changeant seulement les mots « de suite avant le début des douleurs » en « de suite après le début des douleurs, » comme si, dans le texte de 1886, il y avait eu une simple erreur d'impression.

---

[1] Charpentier. *Traité pratique des accouchements*, 1883, t. II, p. 753.

[2] *Nouvelles Archives d'obstétrique et de gynécologie* 1888, p. 447. Quel est le moment propice pour l'opération césarienne ?

[3] Schrœder, Lehrbuch, 9ᵉ édition, p. 364.

J'ajouterai que, si on étudie à ce point de vue les statistiques qui ont été récemment publiées pour établir la valeur de l'opération césarienne pratiquée suivant les règles de la méthode antiseptique, on voit que sur 135 cas recueillis par Saenger [1], Crede [2] et Caruso [3], il n'en est que trois dans lesquels l'opération ait été prise avant le début du travail. De ces trois cas, deux nous appartiennent ; le troisième est dû à M. le Dr Bouilly [4], qui pratiqua avec succès, à la Maternité de Paris, une opération césarienne chez une femme de vingt-sept ans, rachitique, qui n'était pas encore en travail au moment où l'opération fut faite. Dans tous les autres cas, l'opération fut toujours pratiquée quand le travail était commencé, soit tout à fait à son début, comme dans le cas de Veit [5], soit plus tard.

II

La première fois que j'ai eu l'occasion de faire une opération césarienne, il s'agissait d'une multipare, atteinte d'une tumeur volumineuse qui obstruait assez l'excavation pour rendre impossible un accouchement par les voies naturelles. Je me décidai à ne pas attendre, pour opérer, que le travail fût commencé et à agir à date fixe, comme s'il se fût agi de pratiquer une laparotomie quelconque. La femme était une multipare, et le col était assez perméable pour qu'il pût être aisément franchi par les lochies : d'autre part, la date que j'avais fixée pour l'opération était assez rapprochée du terme de la grossesse pour que l'enfant n'eût pas à souffrir notablement de sa naissance prématurée. Enfin, j'avais à maintes

---

[1] Saenger. *Neue Beitrage zur Kaiserschnittsfrage. Archiv. fur Gynœk.*, **XXVI** p. 230.

[2] Crede. *Zwey weitere Falle von Kaiserschnitt nach Sanger's Methode. Arch. fur Ganœk*, t. **XXVI** p. 152.

[3] *Die Neuesten Ergebbnisse des conservativen Kaiserschnitte mit uterusnaht. A. f. G.*, **XXXIII**.

[4] Cas n° 123, statistique publiée par Caruso.

[5] Cas n° 127, *Arch. f. Ganœk*, t. **XXIII**.

reprises incisé des utérus sur des femelles gravides, et toujours j'avais vu la paroi musculaire se rétracter rapidement, en produisant l'hémostase; cependant, mes expériences étaient pratiquées avant tout début de la mise bas. Je n'avais pas lieu de croire qu'il en dût être différemment pour la femme, et que celle-ci, opérée avant le début du travail, se trouverait exposée à des hémorrhagies graves du fait de l'inertie utérine.

L'événement donna raison à mes prévisions : l'utérus une fois vidé se rétracta bien, et l'hémorrhagie fut très légère.

Ce fait, dont j'ai donné la relation en 1887 [1], parut sans doute probant à M. Treub qui, ayant eu à pratiquer deux fois la section césarienne, intervint avant tout début du travail. Dans ces deux cas il y eut une hémorrhagie grave.

Dans le premier cas, il s'agissait d'une primipare de quarante-deux ans qui avait un bassin cyphotique. L'opération fut pratiquée huit à dix jours avant le terme probable de la grossesse.

Après l'ouverture du péritoine, l'utérus fut attiré hors de l'abdomen, et on appliqua sur le col un tube de caoutchouc fortement tendu. Quand l'enfant eut été extrait, et quand le placenta et les membranes eurent été enlevées, on racla l'intérieur de l'utérus avec une grande curette tranchante. La cavité utérine ayant été bourrée de gaze iodoformée, la plaie fut fermée par huit sutures profondes à fils d'argent et dix à douze sutures séro-séreuses à fil de soie. On enleva le tube en caoutchouc, mais alors « l'utérus, dit Treub, se remplit de sang, la suture tint parfaitement, pas une goutte ne passa; mais la contraction utérine fit absolument défaut. Le massage et le pétrissage de l'utérus, fait, avec force même, donna un effet nul. Les tampons iodoformés furent enlevés et le massage répété de nouveau. Une grande quantité de sang sortit par le vagin, mais l'utérus resta comme un sac souple, se remplit de plus en plus de sang et attei-

[1] Bar. *De l'opération césarienne. La semaine médicale*, 1887, p. 38.

gnit bientôt la grandeur d'une petite tête d'adulte. Eu égard
à l'atonie complète et, par là, au danger imminent d'une
hémorrhagie mortelle, je résolus de pratiquer l'amputation
de l'utérus.

« Le tube fut appliqué à nouveau, l'opération de Porro
fut faite et le moignon, traité selon la méthode Schrœder,
fut rentré dans la cavité abdominale qui fut fermée tout à fait.

« Les suites furent des plus malheureuses. Trois jours
plus tard, la malade mourut, sans qu'à l'autopsie des traces
évidentes d'empoisonnement septique fussent trouvées. La
seule cause imputable était l'épuisement par l'opération [1]. »

Il est vraisemblable que, dans ce cas, ainsi que le remarque Treub, l'emploi du tube élastique comme agent cons-
tricteur du col n'a pas été étranger à la production des accidents. L'inertie utérine est, en effet, une des conséquences
fâcheuses qui entraîne assez fréquemment l'usage de ce
procédé.

Dans le second cas, cette cause d'inertie fut écartée. Ici,
il s'agissait d'une femme âgée de quarante et un ans qui
avait un bassin rachitique, notablement rétréci d'avant en
arrière, puisque le diamètre sacro-sous-pubien mesurait
7 c. 3. Il fut décidé qu'on aurait recours à la section césarienne, et cette opération fut pratiquée le 11 septembre 1888,
dix jours avant l'époque probable du terme de la grossesse.

Quand on incisa l'utérus, l'hémorrhagie ne fut pas excessive; un gros vaisseau veineux, qui donnait beaucoup dans
l'angle inférieur de la plaie, fut saisi par deux pinces. Après
l'extraction de l'enfant, il n'y avait pas trace de contraction
utérine : « L'utérus, dit Treub, est fortement massé dans les
deux mains, mais sans effet. Le placenta est enlevé avec les
membranes et, dans la cavité, sont placées des compresses
de « lint ». Ces compresses ont été préparées d'avance par
un séjour d'une heure dans une solution bouillante d'acide
phénique au 20e, et conservées dans une solution boriquée.

[1] *Nouvelles Archives d'obstétrique et de gynécologie*, p. 450, 1888.

Le matin de l'opération, la bouteille contenant des compresses est entourée de glace, de sorte que la température des compresses elles-mêmes est un peu au-dessous de zéro.

« L'application consécutive des deux compresses ne fait pas non plus naître de contractions.

« La malade perd, pendant ce temps, une quantité considérable de sang. J'essaie encore le courant faradique. Une plaque en cuivre neuve, ayant séjourné dans une solution phéniquée au 20e, sert d'électrode, et est mise dans l'utérus, et la seconde électrode sur le sternum.

« Quoique le courant soit si fort qu'il cause à travers l'utérus des contractions du muscle psoas droit, faisant élever par secousses la jambe droite, le muscle utérin ne réagit nullement.

« J'essaie encore une fois un massage, ou plutôt un pétrissage : rien ».

L'hémorrhagie n'étant plus très forte, bien que l'utérus restât flasque, on acheva rapidement l'opération en suturant vite l'utérus, puis la paroi abdominale. Mais la femme était moribonde quand elle fut portée dans son lit, et elle succomba une demi-heure après la fin de l'opération. L'autopsie ne révéla qu'une extrême anémie [1].

De ces deux cas M. le professeur Treub conclut que l'intervention avant le début du travail doit être réputée dangereuse et que le moment le plus propice doit être quand, le travail étant commencé, les contractions utérines sont devenues énergiques.

On conçoit que la crainte d'accidents aussi graves que ceux contre lesquels M. Treub a eu à lutter doive singulièrement nous rendre défiants et il semble, au premier abord, que la conclusion du professeur de Leyde soit absolument légitime. Mais, en laissant de côté le cas dans lequel on a eu, pendant l'opération, recours à l'application d'un lien élastique autour du col, on ne doit pas oublier que les faits

[1] *Loco citato.*

d'inertie utérine ne sont pas rares dans le cours des opérations césariennes, même lorsque celles-ci sont pratiquées chez des femmes déjà en travail; l'hémorrhagie qu'on observe alors et qui est surtout marquée quand on sectionne couche par couche et lentement la paroi utérine sur laquelle est insérée le placenta, peut être assez intense pour mettre rapidement la vie de la femme en danger. Généralement, cependant, la paroi utérine se rétracte et si, malgré l'inertie, on continue l'opération après avoir bourré la cavité utérine d'éponges, si on ne s'attarde pas à recourir à des manœuvres de massage, etc., dont l'effet est douteux, si on se hâte de pratiquer la suture de la paroi musculaire, on voit généralement l'hémorrhagie diminuer et s'arrêter avant que l'écoulement de sang ait été trop considérable pour compromettre la vie de l'opérée.

Mais, si l'inertie utérine peut s'observer alors même que l'opération est entreprise dans le cours de l'accouchement, ne peut-on admettre que les chances d'observer cet accident soient réellement plus grandes, si on opère avant que le travail ait commencé. Les faits seuls peuvent permettre de répondre à cette question. A ce titre, l'observation de M. Treub a la valeur d'un document important, en face duquel nous devons cependant placer le fait observé par M. Bouilly, qui est noté dans le mémoire de Caruso, et dans lequel il n'est pas fait mention d'hémorrhagie par inertie et l'observation que nous avons déjà rapportée. Enfin, on nous permettra de rapporter ici la relation d'une seconde opération césarienne que nous avons également pratiquée avant le début du travail.

III

Cette opération fut faite chez une rachitique, âgée de vingt-cinq ans, qui se présenta à l'hôpital Tenon le 27 décembre 1887.

Cette femme avait été atteinte de rachitisme vers l'âge de deux ans et, pendant six années, elle avait été retenue couchée. Vers l'âge de huit ans seulement, elle avait commencé à marcher.

Elle était devenue enceinte pour la première fois au mois de mars 1886, mais cette grossesse s'était terminée par un avortement au mois de juillet.

La santé de cette femme ne fut pas compromise par cet avortement, et notre malade fut régulièrement réglée jusqu'au 1er juin 1887, date à laquelle les menstrues parurent pour la dernière fois.

Quand notre malade se présenta à l'hôpital, elle était donc enceinte de six mois et demi environ.

De l'examen que nous pratiquâmes, il résultait que le bassin était notablement vicié, puisque le diamètre promonto-sous-pubien mesurait seulement 6 centimètres et demi.

La tête de l'enfant se présentait fléchie au détroit supérieur et était assez volumineuse pour faire une saillie au-dessus du pubis. Après mon examen, je pensai que l'accouchement prématuré ne pouvait être tenté, avec l'espoir de la conservation de la vie fœtale. La tête de l'enfant me paraissait, en effet, trop volumineuse pour que l'expulsion pût être spontanée, ou même pour que l'extraction pût être faite sans une perforation.

Je crus, cependant, devoir proposer à la malade cette intervention. Sur sa demande, je me décidai à attendre pour pratiquer, à la fin de la grossesse, la section césarienne.

Suivant la méthode qui m'avait donné de bons résultats dans le cas auquel il fait allusion plus haut, je me décidai à intervenir une dizaine de jours avant le terme présumé de la grossesse, et nous fixâmes au 3 février 1888 la date de notre opération, que nous fîmes avec le concours de MM. Tarnier, Peyrot, Bonnaire et Tissier.

Après avoir pris les précautions antiseptiques d'usage, bains multipliés, application répétée durant plusieurs jours

6

d'un tamponnement vaginal avec de la gaze iodoformée, désinfection de l'intestin à l'aide d'un purgatif salin et d'un lavement térébenthiné, nous procédâmes à l'opération.

L'incision fut pratiquée sur la ligne blanche ; elle avait une longueur de 14 à 15 centimètres, et l'ombilic répondait à peu près à sa partie moyenne. Une fois la cavité péritonéale ouverte je procédai à l'incision de la paroi utérine. Suivant un procédé commode, au lieu de procéder par une série d'incisions portant successivement sur les diverses couches de tissu musculaire, je ponctionnai avec le bistouri, et en un seul temps, toute la paroi utérine, et j'introduisis l'index de la main gauche dans l'orifice ainsi créé.

Me servant de ce doigt comme d'une sonde cannelée, je pus rapidement, et d'un seul coup, faire à la paroi de la matrice une incision de longueur suffisante pour que l'extraction du fœtus fut possible. Ce petit procédé, qui m'avait déjà fort bien réussi dans un premier cas, me paraît avoir le grand avantage d'abréger, et de rendre moins grande l'hémorrhagie qui est souvent si abondante, quand on incise l'utérus couche par couche. J'ajouterai que la plaie obtenue est fort régulière, ce qui n'est pas sans avantages pour l'application de la suture.

L'incision terminée, je saisis un pied de l'enfant et je dus agrandir la plaie utérine dont les lèvres, en se rétractant, étaient trop étroitement appliquées sur le tronc du fœtus pour permettre l'extraction des épaules. Je procédai rapidement au décollement du placenta et à son ablation.

Jusqu'alors, l'hémorrhagie avait été modérée et l'utérus se rétractait bien.

Je tirai l'utérus hors de la cavité abdominale, afin de faire la suture.

A ce moment l'utérus sembla devenir plus flasque, et le sang coula en assez grande quantité tant par les vaisseaux de la face interne de l'organe que par ceux qui avaient été sectionnés dans l'incision de la paroi. Immédiatement, je fis pratiquer une injection sous-cutanée avec quinze gouttes d'ergotinine de Tanret, pendant que je plaçai plusieurs épon-: ges dans la cavité utérine, et je me hâtai de procéder à la suture. Celle-ci me fut rendue plus facile par le soin qu'avait un aide de faire saillir les lèvres de la plaie saisies entre les doigts. Je commençai par suturer l'extrémité supérieure de la plaie, qui répondait presque au bord supérieur de la matrice. Chaque fil de soie était noué dès qu'il était appliqué ; la longueur de la plaie se trouva donc vite réduite, l'hémorrhagie cessa et je pus retirer les éponges que j'avais introduites dans l'utérus. Après avoir bien lavé la cavité de cet organe avec une solution de sublimé à 1 pour 2000, je passai sans grande difficulté, à travers le col, un gros drain dont une extrémité descendait dans le vagin et j'achevai de suturer la plaie utérine, en plaçant les dernières anses de fil, qui embrassaient la plus grande partie de la tunique musculaire et la séreuse. Celle-ci étant bien adossée à elle-même, il ne fut donc nécessaire d'ajouter aux onze points de suture profonde que quelques fils superficiels. En somme l'hémorrhagie avait été modérée ; je réintégrai la matrice dans la cavité abdominale, et, après avoir fait la toilette du péritoine, je suturai la plaie de la paroi.

Pendant les deux premiers jours qui suivirent l'opération, on vit s'écouler par le vagin un liquide épais et rougeâtre, en si petite quantité, que je retirai, le soir même de l'opération, le drain placé pour assurer l'écoulement des lochies.

A partir du troisième jour, 26 février, apparurent quelques phénomènes qui nous firent redouter des complications graves. Dans la nuit, la malade avait eu quelques nausées ; dans la journée, elle se plaignit de douleurs abdominales vives, accentuées, surtout dans la région de la fosse iliaque droite. Elle eut, en outre, des hallucinations.

Cependant, la température n'était pas élevée, car elle oscillait entre 37°,8 et 38°,6, mais le pouls était petit et rapide, 118 à 126. L'état général semblait mauvais ; enfin, il y avait une diarrhée abondante.

Ces symptômes allèrent en s'accentuant pendant la journée du 27. Enfin le 28 février, l'examen nous permit de reconnaître, sur le côté droit de la ligne médiane, une masse volumineuse ayant le diamètre d'une orange et soulevant la paroi abdominale.

Croyant à la présence d'un abcès, je fis une ponction aspiratrice, mais le résultat fut négatif.

Les phénomènes allèrent s'aggravant, et notre opérée succomba, avec tous les signes d'une péritonite septique, 14 jours après l'opération. Pendant les 12 derniers jours, l'écoulement par les voies génitales avait été nul et je n'avais pas cru qu'il fût nécessaire d'instituer un traitement spécial pour obtenir une asepsie de la face interne de l'utérus, asepsie qui me paraissait acquise.

A l'autopsie, nous avons trouvé une péritonite généralisée. Mais, en outre, il y avait entre la face antérieure de l'utérus et la paroi abdominale une masse épaisse de pus concret de consistance caséeuse. L'examen des sutures montra que la réunion des lèvres de la plaie utérine existait réellement, mais au niveau du point d'émergence de chaque fil se trouvait un petit noyau de pus caséeux duquel le fil semblait sortir.

En ouvrant la cavité utérine, nous avons pu noter que la muqueuse avait une coloration rougeâtre; il n'y avait, en aucun point, trace de lésions septiques sur la caduque qui semblait seulement plus épaisse, au niveau des sutures utérines, sans qu'en ce point il subsistât le moindre vestige de sa division. La cavité utérine ne contenait qu'un peu de boue rougeâtre.

Je dirai ailleurs les résultats que m'a donnés l'examen histologique de la paroi utérine et de la caduque au niveau des sutures.

Mais, à ne considérer que le point dont nous nous occupons ici notre observation vous paraîtra peut-être intéressante, car elle constitue un document en faveur de l'intervention pratiquée avant le début du travail.

X

SUR UN CAS D'HYDRAMNIOS DÉVELOPPÉE PENDANT LES PREMIÈRES SEMAINES
DE LA GROSSESSE [1]

L'hydramnios est une des complications qu'on observe assez fréquemment pendant la seconde moitié de la grossesse. Longtemps considérée comme une maladie de l'œuf dont la cause était pour ainsi dire inconnue, l'hydropisie de l'amnios a aujourd'hui une place mieux déterminée dans le cadre nosologique.

Ainsi que nous l'avons indiqué ailleurs, si on ne tient compte que des cas d'hydramnios qui sont observés chez des femmes arrivées au dernier tiers de la grossesse, sur 100 enfants qui sont mis au monde, 54, c'est-à-dire un peu plus de la moitié, sont des enfants plus ou moins vigoureux, mais en apparence bien portants au moins pendant la période de temps où ils sont soumis à l'observation des accoucheurs. Sur les 46 enfants qui restent, il en est 27 qui naissent mort-nés, ou qui succombent immédiatement ou pendant les premiers jours qui suivent la naissance.

10 sont des jumeaux.

8 sont des monstres.

Les recherches anatomo-pathologiques et les expériences qui ont été faites pour déterminer les relations qui pouvaient exister entre ces faits, qui constituent presque la moitié des cas, et l'hydramnios, ont permis de reconnaître que, dans les cas où le nouveau-né était mort ou succombait rapidement après sa naissance, on trouvait des lésions dont l'effet était l'augmentation de la pression dans la veine ombilicale.

[1] Société de médecine pratique, décembre 1888.

On sait, d'autre part, que, lorsqu'une pareille disposition existe, il se fait à travers la paroi vasculaire une transsudation de liquide suivant un mécanisme analogue à celui qui conduit à l'œdème, quand la pression se trouve augmentée sur le trajet d'une veine importante.

Nous avons montré que, si l'excès de pression dans la veine porte entraînait chez l'adulte la production de l'ascite, l'excès de pression dans la veine ombilicale devait entraîner, par un mécanisme semblable, la production de l'hydramnios. Nous avons pu ainsi fixer la pathogénie de l'hydramnios dans bon nombre de cas. Les recherches ultérieures, qui ont été entreprises en France et à l'étranger, ont confirmé notre conclusion; elles ont, de plus, permis d'expliquer la genèse de l'hydramnios dans le cas de grossesse multiple, et ont permis de réduire de plus en plus le nombre de faits dans lesquels cette complication de la grossesse ne pouvait être interprétée.

Cependant, si nous sommes inévitablement conduits à admettre que l'hydramnios de la seconde moitié de la grossesse est dû à un excès de pression dans la veine ombilicale et ses dépendances, il est bien difficile d'accepter cette interprétation pour ce groupe de faits assez important dans lequel il y a, en même temps, hydropisie de l'amnios et monstruosité.

Dans ces cas, on doit se demander si l'excès de liquide amniotique, n'est pas dû à une déviation dans le mode de développement de l'amnios, déviation qui serait contemporaine de la production de la monstruosité, et effet elle-même de la cause qui a entraîné la malformation de l'embryon.

Pour qu'une semblable interprétation soit acceptable, il faut d'abord établir que l'hydropisie de l'amnios peut exister pendant les premiers temps de la grossesse, et coïncider avec des arrêts de développement chez l'embryon. Les pièces anatomiques que j'ai l'honneur de vous présenter me paraissent singulièrement intéressantes à ce point de vue.

Une de mes clientes, Mme V..., a eu ses dernières règles le

26 septembre 1888. Le début de sa grossesse a été des plus réguliers et a été seulement marqué de nausées et de vomissements, qui se sont répétés quotidiennement jusqu'au dimanche 7 décembre.

Jusqu'à ce jour elle était en fort bonne santé quand, dans la nuit du dimanche au lundi, elle fut subitement prise de douleurs abdominales vives et de métrorrhagie assez intense. Je vis cette dame le lundi matin et trouvai l'œuf engagé dans l'orifice externe; les contractions utérines se répétaient avec régularité et grande intensité; enfin, l'hémorrhagie était assez notable pour que l'avortement me parût inévitable. Je fis cependant le nécessaire pour entraver sa marche; mais, quand je vis la malade le soir, l'hémorrhagie avait cessé, il n'y avait plus de contractions utérines et, en pratiquant le toucher, je trouvai l'œuf dans le vagin. J'en fis l'extraction.

Pour terminer ce qui a trait à l'histoire obstétricale de cette malade, je dirai que Mme V... est une femme extrêmement nerveuse, qui fit un avortement de quelques semaines, trois mois après son mariage, qu'elle eut ensuite deux grossesses qui arrivèrent à terme; elle en était donc à sa quatrième grossesse.

Après avoir extrait l'œuf, j'examinai attentivement. Il était entier, presque complètement recouvert d'une membrane épaisse; la caduque pariétale, dont la face interne lisse était séparée, sauf au niveau de la zone placentaire de la caduque réfléchie, qui était atrophiée : j'ouvris soigneusement l'œuf au niveau de la caduque utéro-placentaire et, après avoir incisé l'amnios, je vis s'écouler 25 grammes d'un liquide absolument transparent. En examinant la cavité de l'amnios, je la trouvai vide. Je pouvais donc penser à l'existence d'un œuf vide. Vous savez, Messieurs, qu'il n'est pas rare de rencontrer de semblables œufs dans l'avortement. Quand l'embryon succombe, il peut, en effet, se désagréger dans le liquide amniotique, et tantôt on trouve l'œuf rempli de liquide sans qu'on ne reconnaisse plus aucune trace de l'embryon, tantôt celui-ci se trouve seulement en partie désa-

grégé et, dans certains cas, on a trouvé inséré sur l'amnios
un cordon dont l'extrémité libre flottait dans la cavité, sans
qu'on vît y attenir aucun fragment d'embryon.

Ces faits ne sont certainement pas très rares. Cependant,
quand on examine avec grand soin la face interne de l'amnios, on trouve souvent dans bon nombre de ces œufs,
réputés vides, un embryon bien conservé, mais très petit,
accolé à la face interne de l'amnios, et la vacuité de l'œuf
n'est qu'apparente.

Je rechercherai donc si, dans l'œuf que je vous présente,
je ne trouverais pas une disposition analogue et, en fait, un

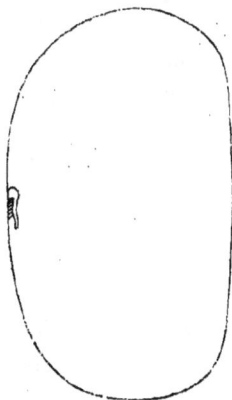

Fig. 21.

soigneux examen me fit reconnaître sur la face interne de la
membrane amniotique une petite masse blanchâtre adhérant
à la face interne, et dont le volume et les dimensions sont
exactement donnés par la figure ci-jointe. L'examen à la
loupe et au microscope, avec faible grossissement, m'a
montré que cette masse blanchâtre était l'embryon dont je
pus reconnaître le renflement céphalique et l'extrémité cau-
dale sur les parties latérales de laquelle se voient deux ren-
flements spatuliformes, vestiges des membres inférieurs.

Il était accolé par sa face ventrale contre l'amnios et dans une situation d'extension forcée. La cavité que j'avais ouverte, et dans laquelle se trouvait le liquide auquel mon incision avait donné issue, était bien l'amnios, car l'embryon ne se trouvait recouvert d'aucun voile membraneux, ainsi qu'on l'observe quand l'œuf contient une cavité vitelline, spacieuse, au milieu de laquelle se trouve l'embryon recouvert de son enveloppe amniotique.

La disposition serait donc ici celle qu'on rencontre dans beaucoup d'œufs réputés vides, mais dans lesquels un examen attentif fait découvrir un embryon extrêmement petit. Dans ces cas, l'œuf semble généralement flétri, ses membranes sont ridées, et le liquide qui s'écoule à l'incision est peu abondant, de coloration louche et souvent un peu rougeâtre. Dans notre cas, au contraire, l'œuf paraissait très frais, le liquide amniotique transparent existait en quantité relativement colossale, et on peut se refuser, en voyant le schéma reproduit plus haut et qui représente fidèlement les dimensions respectives de l'œuf et de l'embryon, à admettre qu'il y avait ici hydramnios.

A ce point de vue, ce fait peut donner lieu à quelques remarques.

Dans ses recherches sur la production des monstruosités, M. Dareste a constaté que l'arrêt dans le développement des îles du sang avait pour effet de produire dans l'embryon une altération particulière qu'il compare à l'hydropisie. L'infiltration des tissus embryonnaires peut être telle, dans certains cas, que l'embryon perd sa forme, ne devient plus visible et ne peut être distingué du liquide ambiant que par des artifices de préparation. Cette infiltration des tissus embryonnaires peut n'être que partielle et n'atteindre que les parties centrales des centres nerveux.

Telles sont les lésions hydropiques de l'embryon qui s'observent avant la formation de l'amnios.

Quand cette membrane s'est développée et limite une cavité close, le liquide peut s'accumuler en excès dans cette cavité : cette hydropisie de l'amnios produite expérimen-

talement est incontestable. Elle a été vue par Dareste et
constatée par Panum.

Quand il y a ainsi excès de liquide dans l'amnios, l'embryon est généralement frappé d'arrêt de développement;
on le trouve rudimentaire, et il est souvent monstrueux.
Parmi les anomalies qu'on rencontre le plus souvent, l'om-
phalo-céphalie et la symélie sont celles qui méritent le plus
d'être signalées.

Je crois que ces conclusions, tirées des recherches expérimentales, éclairent d'un certain jour l'interprétation du
fait que j'ai l'honneur de vous présenter.

Il est difficile d'admettre que cet embryon si petit, mais
dont la forme est si nettement conservée, était mort depuis
bien longtemps, car certainement il eût été le siège de phénomènes de désagrégation.

Il semble plus rationnel d'admettre qu'il a subi un arrêt
de développement, en même temps que le liquide amniotique
continuait à se développer avec excès. Comme il est impossible de supposer que ce petit embryon ait pu produire la
quantité de liquide amniotique relativement si considérable
qui l'entoure, il ne semble pas irrationnel d'admettre que la
même cause ait pu produire ici l'hydramnios et l'arrêt de
développement.

En concluant, nous dirons donc :

1° Que l'hydramnios peut exister dès les premières
semaines de la grossesse ;

2° Que l'excès de liquide amniotique peut coexister avec
un arrêt de développement de l'embryon ;

3° Qu'il y aurait lieu de rechercher : a) si les faits analogues à celui-ci ne sont pas plus fréquents qu'on ne le pense
généralement ; b) si bien des œufs, réputés œufs vides, ne
seraient pas autre chose que des œufs semblables à celui
que je vous présente ; c) si à côté de l'hydramnios des der-
mois de la grossesse due à des troubles de la circulation dans
la veine ombilicale, etc., il n'existerait pas une hydramnios
des premiers mois, due à une déviation dans le développe-

ment de l'amnios et pouvant coïncider avec une déviation dans le développement de l'embryon ; si les faits dans lesquels on trouve des fœtus monstrueux, dans ces cas amniotiques distendus par l'hydropisie, ne seraient pas des faits de cet ordre dans lesquels les arrêts de développement attaquant le fœtus n'auraient pas entraîné sa mort rapide ;

4° Dans notre observation, les lésions de l'œuf paraissent avoir été la cause de l'interruption de la grossesse. Il y aurait lieu de chercher si des altérations de cet ordre, ne se rencontrent pas plus fréquemment qu'on ne le pense, comme facteur étiologique de l'avortement.

Nous compléterons l'examen histologique de cet embryon afin de déterminer s'il est le siège de quelque monstruosité, ou s'il a subi un arrêt de développement général.

XI

SUR LES MOUVEMENTS RHYTHMÉS DU FŒTUS

Quand on pratique le palper abdominal, la main peut, dans certains cas, percevoir, à côté des mouvements passifs et actifs du fœtus, certains mouvements qui se distinguent singulièrement de ces derniers par leur régularité. On les sent dans une région limitée de l'abdomen, qui répond généralement à la partie moyenne de l'utérus.

Ce sont de petits chocs secs, nettement distincts les uns des autres, qui frappent la main appliquée sur la partie abdominale avec une régularité telle qu'on ne peut s'empêcher de songer au choc que produirait la tige d'un métronome.

Ces battements peuvent, comme dans un fait que nous avons observé, être perçus pendant assez longtemps, pendant quinze à vingt minutes, par exemple. Pendant cette durée de temps, ils se répètent avec la régularité que nous avons indiquée et qui constitue leur principal caractère distinctif; mais il n'en est pas toujours ainsi et parfois, on les voit se grouper par séries que séparent des intermittences de plus ou moins longue durée.

La rapidité avec laquelle ils se produisent est variable ; dans un cas, je les ai vus se répéter avec une rapidité de quarante battements par seconde. Ils sont souvent un peu moins fréquents.

Il est certain que ces chocs ne pas sont dus au soulèvement de l'utérus par de violents battements de l'aorte sous-jacente à cet organe, car il n'y avait pas, au moins dans les faits que nous avons observés, le moindre isochronisme entre eux et les pulsations artérielles. Ils doivent donc être considérés comme étant d'origine fœtale.

Cette origine est du reste admise sans discussion par les quelques auteurs qui ont fixé leur attention sur ce phénomène, et c'est à eux que MM. Tarnier et Chantreuil font certainement allusion quand, étudiant les bruits produits par les mouvements actifs du fœtus, ils écrivent : « Dans quelques cas rares, on entend un bruit rhythmique, à cadence lente, paraissant produit par le choc de l'un des membres contre la paroi utérine. Ces chocs, qui ont souvent excité notre curiosité, sont égaux en intensité et régulièrement espacés [1]. »

L'origine de ces battements est donc bien nette, et il semblerait au premier abord qu'on dût se borner à signaler un fait intéressant, seulement au point de vue de l'analyse des sensations fournies par le palper abdominal. Cependant Mermann, qui a fixé son attention sur l'étude de ce phénomène, et, depuis, Ahlfeld sont, dans la recherche des causes susceptibles de le produire, arrivés à des conclusions telles, qu'il nous a semblé intéressant de rapporter à notre tour les observations que nous avons faites.

Mermann, en effet, dans un premier mémoire [2], rapporte deux cas dans lesquels il a observé les battements que nous venons de décrire. Dans le premier cas, il s'agissait d'une primipare, âgée de vingt et un ans, arrivée à la fin du septième mois de sa grossesse, et qui avait été frappée des mouvements rhythmés qu'elle ressentait, souvent pendant plusieurs heures, du côté gauche de l'hypogastre. Dans son examen, Mermann constata que l'enfant se présentait par le sommet en O I G A et par le palper il put percevoir, au niveau de la partie moyenne du dos, des chocs survenant à des intervalles de quatre à dix secondes. Ce phénomène durait de une demi-heure à une heure, parfois plus longtemps, en conservant sa régularité.

[1] Tarnier et Chantreuil. *Traité de l'art des accouchements*, t. I, p. 517.
[2] Mermann. *Klinischer Zwerchfells Krampf in Fætaleben*. (*Central f. Gynœk* 1880, p. 377.)

Mermann tint cette femme en observation jusqu'à la fin de sa grossesse et il constata que parfois les mouvements rhythmés cessaient pendant un ou deux jours pour se reproduire ensuite, souvent sans interruption, pendant trois ou quatre jours. L'accouchement eut lieu à terme sans incident.

Le second cas se rapporte à une multipare chez qui le même auteur perçut ce phénomène quelques heures avant l'accouchement. Celui-ci se fit naturellement à terme. Or ayant, quelques heures après l'accouchement, appliqué par hasard la main sur la poitrine de l'enfant, il perçut les mêmes mouvements rhythmiques mais plus forts. L'enfant avait le hoquet. Mermann crut dès lors pouvoir attribuer à des contractions spasmodiques du diaphragme, les chocs qu'il avait ressentis en pratiquant le palper avant l'accouchement.

Pour lui, il y a donc lieu de considérer les battements que nous avons décrits comme un hoquet fœtal (singultus fœtalis).

En 1884, Ahlfeld[1] constata chez une femme les mouvements fœtaux que nous étudions : « C'étaient des chocs courts survenant périodiquement et d'une manière presque rhythmée, qui duraient habituellement pendant quelques minutes et qui, à plusieurs reprises, furent perçus pendant une durée de vingt-quatre heures par la femme. Ces battements avaient une fréquence de 14 par minute.

Pour cet auteur, il faut expliquer ce phénomène par des mouvements de déglutition du fœtus.

En 1885 enfin, Reubold[2] étudia ce phénomène au point de vue de la physiologie fœtale.

Pour cet auteur la pénétration du liquide amniotique dans l'estomac du fœtus ne se fait pas seulement d'une manière purement mécanique. Le fœtus est réellement actif et la force qui fait pénétrer le liquide dans l'estomac consiste en des mouvements de déglutition. Ceux-ci qui sont des actes réflexes peuvent se produire quand du liquide amniotique pénètre

---

[1] Ahlfeld. Schmidts Jahrbuchern, 1884.
[2] Reubold, Uber Schluckbewegungen des fœtus. Sitzungsberichte der physikalisch medicinischen Gesellsch. z.i Wurtzbourg, 1885.

accidentellement dans la bouche ouverte, à la suite de contractions musculaires de la face, qu'elles soient spontanées ou liées sympathiquement à des contractions des membres, à la suite d'efforts inspiratoires ou enfin par suite de l'acte de téter. Cet acte peut être aisément perçu à travers les parois abdominales sous la forme de petits chocs rhythmés.

Dans un cas, Reubold put les sentir chez une femme de vingt-deux ans, primipare chez qui les mouvements, apparus de très bonne heure, étaient devenus très vigoureux. Les parties fœtales se percevaient très facilement et le fœtus se présentait par le sommet.

Pendant les quatre dernières semaines de la grossesse, dit cet auteur, on put souvent percevoir (et la malade les percevait elle-même) des chocs qui ne pouvaient être confondus avec les mouvements irréguliers qu'on perçoit d'habitude. Ces chocs, qui étaient surtout ressentis dans un point limité et invariable de la région hypogastrique, donnaient à la main qui pratiquait le palper la sensation que donnerait une petite partie fœtale assez résistante, coude ou poignet, décrivant de petits mouvements. Ces battements se suivaient au nombre de cinq à six ou de dix à quinze avec des pauses de cinq à six secondes ou plus longues.

A côté des faits précédents nous pourrions peut-être placer celui que signalait récemment Ahlfeld [1]. Quand avec un enregistreur on note ces mouvements perçus par le palper abdominal, on peut, outre le tracé irrégulier des mouvements fréquents du fœtus obtenir une courbe assez régulière consistant en mouvements d'élévation et d'abaissement de la paroi abdominale. D'après leur fréquence, ils pourraient être, selon Ahlfeld, des mouvements de succion (déglutition) ou de respiration. Mais tout bien considéré, ils doivent être tenus pour des mouvements respiratoires et cet auteur penche vers cette opinion que le fœtus respire déjà régulièrement dans l'utérus, d'où des mouvements qui ne sont pas

[1] Ahlfed. *Kongress Deutsch. Gesellsch f. Gynœk*, in *Hall*, 27 mai 1888.

reconnus par la mère et qui s'ajoutent aux autres mouvements du fœtus. Dans ces mouvements une petite quantité
de liquide amniotique peut pénétrer dans la trachée, mais
ne la dépasse pas

Telles sont les interprétations qu'on a cru pouvoir donner
du phénomène que nous étudions. Elles paraissent tout au
moins singulières et on ne peut s'empêcher en les lisant d'é-
prouver un certain scepticisme.

Ce n'est en vérité pas raisonner avec logique qu'admettre
la nécessité pour le diaphragme d'avoir été exercé pendant
la vie intra-utérine pour pouvoir se contracter avec régularité sitôt la naissance, que déduire de cette prémisse que la
respiration fœtale est un fait nécessaire et conclure que les
mouvements rhythmiques qu'on peut percevoir sont ceux
de la respiration. Le vieil aphorisme « *Liquorem amnii res-
pirare videntur* » que Winslow émettait en 1787 en parlant
des mouvements que les fœtus de chiens et de chats exécu-
tent dans des œufs non ouverts, mais après incision faite à
l'utérus ne reste vrai, que dans les cas où les échanges ga-
zeux à travers le placenta sont gênés, quand il y a menace
d'asphyxie du fœtus. Hormis ces cas, la respiration fœtale
comprise comme le veut Ahlfeld n'est pas un fait démontré.
Certains physiologistes pensent que la déglutition est une
fonction qui peut s'exercer pendant la vie fœtale et rappellent
que Harvey et Haller l'ont vue se produire chez des oiseaux
encore enfermés dans l'œuf. Mais pourquoi admettre que
les mouvements fœtaux dont nous nous occupons dans cette
note sont dus à des mouvements de hoquet ou de déglutition. Ce sont là de simples hypothèses qui semblent mal
justifiées quand on se livre à un examen attentif des faits.

Nous avons eu à plusieurs reprises l'occasion de percevoir,
en pratiquant le palper, des mouvements actifs du fœtus qui
se reproduisaient avec grande régularité. Nous avons notamment observé ce fait en pratiquant l'auscultation. Nous sen-
tions alors des coups secs frapper l'instrument. Quatre ou
cinq chocs se produisaient avec une certaine régularité, puis

les mouvements cessaient, et après une pause plus ou moins longue, une nouvelle série de battements rhythmés apparaissait. Dans deux cas, j'ai constaté nettement l'origine de ces battements.

Le premier fait se rapporte à une dame primipare, enceinte de six mois, que j'observai au mois d'octobre de l'année 1888 et qui se trouvait vivement incommodée par les mouvements actifs du fœtus, dès qu'elle s'étendait dans le décubitus dorsal. Les mouvements étaient souvent assez réguliers pour que le fait ait été noté par la patiente elle-même. J'ai pu à plusieurs reprises pratiquer le palper pendant qu'une telle sensation était perçue. Les deux mains appliquées sur la paroi abdominale sentaient alors des chocs nets, brusques, se reproduisant par séries de six à huit, séparés par des intervalles de quatre à six secondes et pouvant se continuer ainsi pendant quatre à cinq minutes. Au bout de ce temps des mouvements irréguliers se produisaient ou bien il y avait une pause de quatre à cinq minutes et une nouvelle série de chocs rhythmés se reproduisait. Après les examens répétés que j'ai faits, je crois pouvoir affirmer que les mouvements que j'ai ressentis étaient simplement des mouvements actifs des membres inférieurs du fœtus, car j'ai pu à plusieurs reprises reconnaître nettement un de ces membres qui venait frapper la paroi utérine.

J'ai observé le second fait en mars 1884 à la Charité. Je vis un jour se présenter à la consultation une femme multipare arrivée au huitième mois de sa grossesse. L'enfant se présentait par le sommet en O I G A. Pendant que je pratiquai le palper, je pus sentir sur le côté droit de l'ombilic, une série de petits coups qui se continuèrent à la même place pendant une durée de dix minutes environ. Ces petits chocs, que tous les élèves purent sentir, se répétaient avec une fréquence de 40 par minute. Or dans ce cas on pouvait encore reconnaître nettement qu'ils étaient dus à des mouvements d'un membre inférieur.

Cette interprétation qui, pour ces cas du moins, est incon-

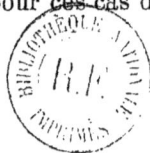

7

testable, pourrait peut-être, si banale qu'elle puisse paraître, être appliquée, sinon à tous les cas que nous avons rapportés, du moins à certains d'entre eux, à celui observé par Reubold, par exemple, et que cet auteur explique d'une façon si différente.

XII

SUR LA MALADIE BRONZÉE HÉMATURIQUE DES NOUVEAU-NÉS [1]

L'observation suivante, recueillie chez une sage-femme du service de l'hôpital Tenon, est un exemple intéressant et typique de *la maladie bronzée hématurique des nouveau-nés*.

Nous avons eu la possibilité de compléter l'observation des symptômes par un examen post mortem attentif; et nous croyons utile de relater ce fait pour attirer à nouveau l'attention sur une maladie rare, bien décrite il est vrai dans les auteurs, cependant assez généralement ignorée ou du moins insuffisamment et incomplètement connue.

L'enfant dont il s'agit, né le 10 novembre dernier, à terme, bien constitué d'apparence et bien portant le jour de sa naissance, fut pris dès le second jour d'une agitation incessante, présenta dans la soirée quelques convulsions des membres et des yeux, dans la nuit refusa le sein qu'il avait bien accepté jusqu'alors, enfin vomit à diverses reprises du lait caillé et du liquide muco-spumeux, sans avoir de diarrhée.

Quand nous le vîmes, le 12 novembre au soir, l'enfant s'était calmé; le pouls et les mouvements respiratoires étaient réguliers et l'auscultation ne révélait rien d'anormal. Mais les extrémités semblaient refroidies et de plus tout le corps était comme teinté — autant qu'on en pouvait juger à la lumière des lampes — en jaune livide. La sage-femme nous dit d'ailleurs qu'elle avait aussi remarqué cette colora-

[1] En collaboration avec M. Grand'homme. Lu à la Société de Médecine pratique, le 31 janvier 1889.

tion singulière des téguments, apparue vers le milieu de la journée.

Le lendemain (13 novembre) l'état général n'avait pas empiré et nous pûmes à notre aise étudier cette teinte anormale qui nous avait frappés la veille.

Mieux que toute description l'aquarelle ci-jointe rendra compte de l'aspect offert par l'enfant : la face avait des tons de vieux cuivre jaune, fond de chaudron de certains tableaux hollandais ; le reste du corps était bronzé avec des reflets olive et se fonçait encore aux extrémités des membres. Ces dernières régions, beaucoup plus sombres, paraissaient d'ailleurs être le siège d'un certain degré de cyanose. En outre l'urine laissait sur les couches de larges taches brunâtres.

L'amélioration espérée ne se maintint pas ; l'enfant se refroidit progressivement de plus en plus et mourut dans le collapsus le 15 novembre. Jusqu'au dernier moment la couleur bronzée de la peau persista en augmentant d'intensité et jusqu'à la fin les urines continuèrent à tacher en noir le linge qu'elles mouillaient.

On ne se rappelle pas avoir observé aucun fait semblable sur aucun autre enfant ni dans la maternité de l'hôpital ni chez la sage-femme ; il n'y a pas lieu non plus d'incriminer ici une intoxication par le sublimé, par l'acide phénique ou par quelque autre antiseptique ; la mère était en bon état de santé quand elle est accouchée, sans antécédents suspects, elle est demeurée bien portante. Que peut donc être cet ictère bronzé, survenu le deuxième jour de la naissance, accompagné d'urines noires et de symptômes d'affaiblissement progressif emportant l'enfant au quatrième jour.

A l'autopsie, pratiquée vingt-quatre heures après la mort, voici ce que nous avons constaté :

La coloration brun verdâtre de l'enfant, beaucoup moins prononcée que durant la vie, subsistait cependant et n'était pas limitée aux seuls téguments, car — après incision — le tissu cellulaire apparut avec une teinte jaune tout à fait insolite.

Dans les *plèvres et dans les poumons*, nous n'avons rien vu méritant mention.

Au cœur, la coloration jaunâtre, qui a envahi l'organisme, n'a pas épargné le tissu cardiaque ; les oreillettes sont remplies de caillots fibrino-cruoriques également teintés en jaune. L'endocarde paraît saine ; seuls les bords de la valvule mitrale sont un peu boursoufflés et rosés : lésions d'origine agonique sinon cadavérique.

Au foie, sauf la teinte jaunâtre imbibant tous les tissus, nous ne voyons à la surface non plus que sur les coupes macroscopiques aucune lésion particulière. Rien non plus au *cerveau* si ce n'est la coloration anormale déjà signalée. La *rate*, de dimensions ordinaires, est d'un rouge beaucoup plus foncé qu'à l'habitude, presque noir.

C'est, en somme, dans l'appareil urinaire que résident uniquement les lésions importantes :

Après décortication facile et section des reins dont le volume est moyen, les pyramides de Malpighi apparaissent tranchant sur le fond jaune de la substance corticale par leur coloration brun noirâtre très accentuée. En regardant de plus près, on peut reconnaître sur chaque pyramide des stries rectilignes très noires ayant la direction des tubes de Bellini et convergeant vers le sommet de la papille.

Les calices et les bassinets sont remplis par une matière noire, mollasse, grenue, ressemblant à du marc de café, s'émiettant et s'écrasant sous la pression des doigts, constituée comme le microscope le démontre, par des amas de globules de sang plus ou moins déformés et de granulations pigmentaires jaune verdâtre. Le parenchyme du rein lui-même ne semble pas altéré.

Dans la vessie séjourne de l'urine brunâtre ; la muqueuse vésicale est soulevée par un petit hématome qui s'est développé dans son épaisseur.

Enfin le méat et l'orifice préputial sont tachés par une croutelle brun rougeâtre, d'aspect granuleux.

J'ajoute que du côté des vaisseaux ombilicaux où l'on

devait rechercher des lésions indiquant le point de départ
ou le passage d'éléments infectieux irritants, venus de l'ex-
térieur, notre examen fut absolument négatif : la plaie du
nombril était parfaitement cicatrisée, sans trace de rougeur
au pourtour et sans le moindre vestige de suppuration.

L'examen histologique du rein que nous avons fait avec
M. Toupet sur des coupes colorées soit au picro-carmin, soit
au carmin aluné, nous a montré les particularités sui-
vantes :

Du côté des glomérules il y a peu de lésions; de place en
place, on trouve quelques détritus entre la capsule de
Bowmann et les anses naviculaires ; mais nulle part on ne
voit le bouquet glomérulaire comprimé, ratatiné comme
dans certaines néphrites parenchymateuses, on peut donc
dire que l'appareil glomérulaire est relativement intact.

Il n'en est pas de même des tubes contournés. Ceux-ci
sont dilatés, remplis d'un exsudat finement granuleux au
milieu duquel on aperçoit encore quelques globules rouges
déformés, l'épithélium est aplati, cubique, mais conservé dans
tous les tubes. Cette lésion est généralisée et porte sur tout le
système des *tubuli contorti*. Les tubes droits offrent des altérations analogues ; ils sont distendus par un épanchement sanguin et cette distension est surtout marquée au niveau des
pyramides de Ferrein; dans les canaux collecteurs du côté
des papilles les globules rouges sont moins altérés que dans
les tubes contournés. Les anses de Henle ne paraissent
pas contenir de sang.

En résumé, nous avons constaté un épanchement sanguin
s'étendant des tubes contournés aux papilles du rein; épanchement qui semble avoir agi sur l'épithélium rénal surtout
par compression.

Nous avons examiné certaines coupes au point de vue
bactériologique en les colorant soit par la méthode de Weigert, soit par la méthode de Kühne modifiée. Par la coloration de Weigert, on trouve quelques bactéries allongées
dans les tubes droits, quelques microcoques dans les tubes

contournés, mais les résultats obtenus par ce procédé sont peu démonstratifs.

En colorant les coupes par le bleu de méthyle additionné de carbonate d'ammoniaque, l'examen bactériologique donne des renseignements plus précis; on découvre par cette méthode des grands bacilles dans la région inférieure des tubes droits, qui nous ont semblé être des bacilles de putréfaction; mais dans les tubes contournés on voit de nombreux microcoques associés par deux, jamais en chaînettes, parfois en grappes. Ces microcoques sont accumulés dans l'exsudat sanguin, parfois dans les globules blancs que l'on voit çà et là au milieu des tubes. Ces microorganismes semblent distincts de ceux dus à la putréfaction.

Toute l'évolution symptomatique et tous les détails anatomiques qui précèdent, retracent exactement la maladie décrite en 1873 devant la Société de médecine de Lyon, puis la même année au congrès pour l'avancement des sciences[1], par le D\u02b3 Laroyenne. « Les petits malades, disait-il, offraient une coloration spéciale jaune bronzé des téguments, la face palmaire de la main, la face plantaire du pied, étaient d'une teinte violacée et la conjonctive à peine subictérique. Les cris alternaient avec de l'assoupissement. Les selles étaient d'un vert noirâtre et les taches qu'elles laissaient sur les linges étaient entourées d'une auréole sanglante qui ne faisait jamais défaut.

« Le sang obtenu à l'aide d'une piqûre était noir comme de l'encre; l'examen microscopique y faisait constater une augmentation de nombre et de volume des globules blancs.

« Le pouls était rapide et la température s'abaissait dans les dernières heures de la vie de 2 à 3 degrés. »

Les autopsies que M. Laroyenne a pratiquées avec le concours de son interne M. Charrin ont donné les résultats suivants :

[1] Laroyenne. *Congrès pour l'avancement des sciences*, 2ᵉ session, Lyon, 1873, page 877.

« Les téguments avaient l'aspect qu'ils présentent pendant la vie ; le cadavre ressemblait à celui d'un petit mulâtre, le sang présentait une couleur chocolat.

« Dans les liquides péricardique et céphalo-rachidien, même coloration, mais un peu affaiblie.

« Les poumons noirs surnageaient. Thymus, corps thyroïde et cœur sains.

« Le foie, la rate, de consistance normale, étaient d'un brun noir.

« Une coupe de ce dernier organe exposé à l'air ne rougissait pas.

« Le rein était marron, le bassinet et les calices remplis d'un caillot noir et grenu. L'urine contenue dans la vessie était sanguinolente, sans matière colorante biliaire. »

Presque en même temps, mais postérieurement à Laroyenne dont il ignorait les observations, Parrot rapportait sous le nom de « *tubulhématie rénale chez le nouveau-né* » deux cas intéressants, qui, par l'évolution de la maladie, semblaient l'image exacte des faits signalés par le médecin de Lyon.

Après avoir présenté un tableau très complet des lésions qu'il avait notées à l'autopsie et les avoir soigneusement distinguées au point de vue histologique de celles que Pollack avait constatées dans un certain nombre de cas de thrombose rénale, Parrot formulait la conclusion suivante.

« On observe chez les nouveau-nés une maladie pour laquelle nous proposons le nom de tubulhématie rénale.

« Elle est caractérisée cliniquement par des troubles encéphaliques, une coloration bronzée de la peau, une altération du sang et de l'hématurie ; anatomiquement, par la présence, dans les tubules des reins, de globules rouges du sang, qui y affectent une disposition toute spéciale [1]. »

Très peu de temps après la publication des observations de Parrot, M. Charrin, élève de Laroyenne, réunit les cas observés à la Charité de Lyon, dans le service de son maître

---

[1] Parrot. *Arch. de Phys. norm. et Pathol.*, 1873, p. 512.

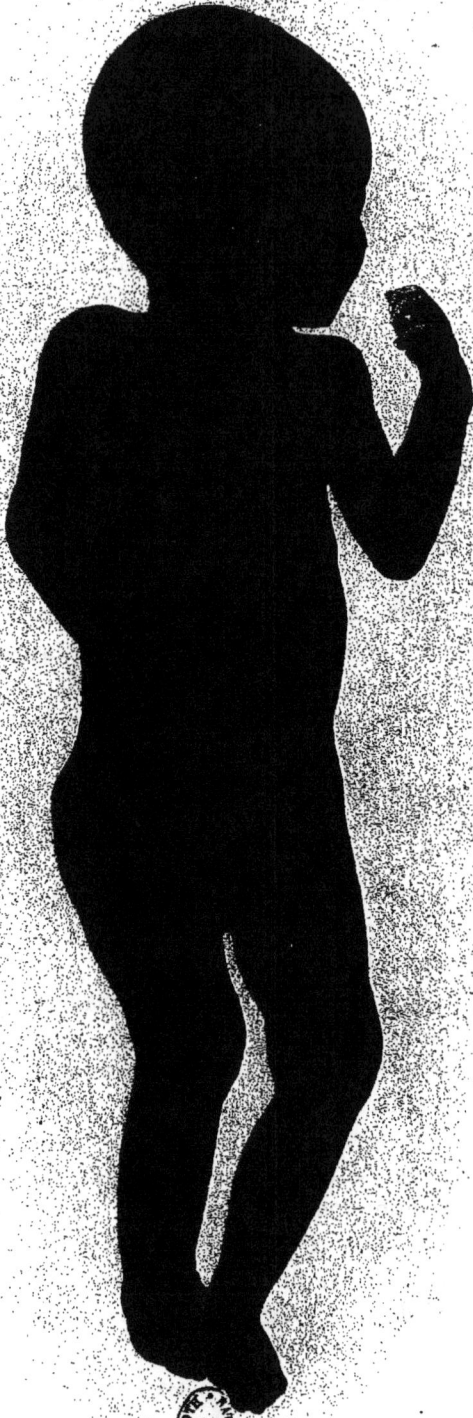

Witheux del. et lith: ad nat.   Imp. Becquet. fr. Paris

Maladie Bronzée hématurique

et en fit le sujet d'une thèse [1], qu'il présenta sous ce titre :
« Maladie bronzée hématique des nouveau-nés. » Les conclusions auxquelles il aboutit sont identiques à celles de Parrot.

S'agissait-il d'une maladie nouvelle (sans doute observée déjà) mais non encore décrite.

En recherchant dans la littérature médicale, on ne trouve qu'une courte note, publiée en 1871, par un médecin de Vienne, Pollack et intitulée : « Sur l'hémorrhagie rénale des nourrissons consécutive au catarrhe intestinal [2] » et qui a vraisemblablement trait à la maladie que nous étudions. Pollack rapporte douze faits qui lui sont personnels et dans lesquels il note deux phénomènes principaux : 1° de l'hématurie ; 2° une pigmentation vert jaune ou vert olive de la peau due à une extravasion de la matière colorante du sang.

Il attribue ces phénomènes à une thrombose des veines rénales, explication qu'il donne sans commentaires.

Quoi qu'il en soit, Laroyenne nous paraît avoir le premier fixé l'attention sur la maladie qui nous occupe.

Depuis 1873, cette maladie a été décrite à plusieurs reprises.

C'est ainsi que Bigelow [3] a décrit en 1875, une épidémie qu'il avait observée et dans laquelle les symptômes principaux présentés par les petits malades, étaient une coloration noirâtre de la peau, analogue à celle que produit l'usage du nitrate d'argent ; les urines étaient sanguinolentes, les selles vert sombre, fétides.

Le nombre des globules blancs était augmenté et dans un cas le foie présenta les lésions de l'atrophie jaune aiguë.

La maladie se montra sous forme d'épidémie, car, en un court espace de temps, dix enfants furent atteints, huit moururent. Il s'agissait le plus souvent de nouveau-nés bien développés, bien portants. La durée moyenne de la maladie fut de cinq jours.

---

[1] Charrin. Thèse de Paris, 1873.
[2] Pollack. *Wiener. Med. Presse*, n° 18, 1871.
[3] Bigelow. *Boston Medical Journal*, n° 10, 1875.

En 1879, Winckel [1] publia un mémoire important, « sur une maladie des nouveau-nés, non décrite jusqu'à ce jour ». Ce travail était basé sur 23 observations recueillies à la Maternité de Dresde. L'affection se présenta sous forme épidémique. Les nouveau-nés atteints étaient tous nés à terme, et bien développés. La marche de la maladie fut rapide, presque foudroyante, car, en moyenne, la mort survenait en 32 heures. 19 enfants sur 23, qui furent atteints, moururent.

Au point de vue clinique, cette maladie était caractérisée par de la cyanose, de l'ictère, de l'*hémoglobinurie*, de la somnolence, et un collapsus rapide, avec apyrexie complète. Dans l'urine on trouvait des cellules normales d'épithélium vésical, de nombreuses masses épithéliales, venant des bassinets, des cylindres granuleux de *globules sanguins* et en outre de nombreux microcoques.

Au point de vue anatomo-pathologique, on ne trouvait pas trace de lésions des vaisseaux ombilicaux : le foie était un peu augmenté de volume, de couleur jaune foncé; çà et là, il présentait des traînées jaunes. La rate était grosse et dure, le pancréas hypérémié.

Les deux reins présentaient des lésions caractéristiques : la substance corticale était brune et par places il y avait des stries noirâtres, mais surtout on observait fréquemment au niveau des papilles un infarctus hémoglobinurique et des stries noir sombre. En outre, il y avait une faible congestion des reins et des bassinets.

Du côté de l'estomac, de l'intestin, on trouvait des lésions constantes très caractéristisques. L'estomac était toujours très dilaté, quelquefois ballonné, avec des ecchymoses de la muqueuse. Au-dessous du duodénum, se trouvait une série d'ecchymoses qui se continuaient dans toute la longueur de l'intestin et qui étaient parfois si étendues qu'elles formaient un anneau complet. Les plaques de Peyer étaient tuméfiées. Ce qui était également constaté, c'était la tuméfaction des

[1] Winckel. *Deustche Méd. Wochenschrift,* 1879, p. 24, 25, 33, 34, 35.

ganglions mésentériques, même dans le cas où il y avait une seule ecchymose intestinale. Il y avait enfin des ecchymoses pleurales, de l'œdème cérébral, des entravasats méningitiques.

Rapprochant ces faits de ceux de Parrot, Winckel dit que la maladie qu'il a observée diffère essentiellement de celle qu'a signalée Parrot. Dans le cas de Parrot, il s'agissait d'*hématurie*, dans les siens au contraire il y avait hémoglobinurie. Aussi proposait-il pour la maladie qu'il avait observée le nom de « cyanose ictérique apyrétique avec hémoglobinurie ».

Mais si nous nous reportons à la description qu'il fait de l'examen de l'urine, nous voyons qu'il y signale expressément la présence de cylindres granuleux, de globules sanguins (Blutkorpechen).

Il est vrai qu'il dit à propos de l'examen microscopique du rein que l'on trouvait dans les tubes contournés droits et dans les tubes des masses qui, par leur coloration, leur éclat, se distinguaient manifestement de globules rouges intacts. Mais tel est l'aspect que présente le sang accumulé dans les canalicules urinifères, tapissés par un épithélium sécréteur. Ce sont là des modifications des globules sanguins produites post mortem et qui ne permettent pas de penser à une hémoglobinurie.

En somme le nom de maladie de Winckel sous lequel on décrit couramment en Allemagne la maladie qui nous occupe, semble peu justifié.

Si on voulait la désigner par un nom d'auteur, il serait plus juste de la dénommer maladie de Pollack ou de Laroyenne. Si comme cela serait préférable, on veut la qualifier par sa lésion anatomique, le nom de tubulhématie rénale, qu'avait proposé Parrot serait bon. Mieux vaudrait encore accepter une dénomination qui indique les deux symptômes principaux de la maladie : la coloration de la peau et l'hématurie et la dénommer : maladie bronzée hématurique des nouveau-nés.

Le fait que nous avons observé était isolé, cependant la

présence de microcoques dans le sang qui distendait les
canalicules rénaux, les épidémies qui ont été observées, la
marche de la maladie ne laissaient aucun doute sur sa nature
infectieuse.

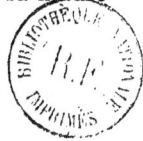

TABLE DES MATIÈRES

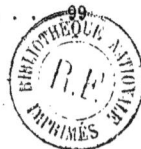

www.ingramcontent.com/pod-product-compliance
Lightning Source LLC
Chambersburg PA
CBHW071158200326
41519CB00018B/5269